U0395628

要发挥社会工作的专业优势，

支持广大社工、义工和志愿者开展

心理疏导、情绪支持、保障支持等服务。

习近平

2020年2月23日

社会工作抗疫丛书

献给

在那段不平凡的日子里

发挥专业优势、参与疫情防控的广大社会工作者

国家出版基金项目
NATIONAL PUBLICATION FOUNDATION

丛 书 组 编 中国社会工作教育协会
丛 书 主 编 马凤芝
丛书执行主编 沈 黎

社会工作抗疫丛书

公共卫生社会工作
理论与实践

徐选国 编著

华东理工大学出版社
EAST CHINA UNIVERSITY OF SCIENCE AND TECHNOLOGY PRESS
·上海·

图书在版编目(CIP)数据

公共卫生社会工作：理论与实践 / 徐选国编著. —
上海：华东理工大学出版社，2023.12
（社会工作抗疫丛书 / 马凤芝主编）
ISBN 978-7-5628-7077-7

Ⅰ.①公… Ⅱ.①徐… Ⅲ.①公共卫生-卫生工作-
社会工作-研究-中国 Ⅳ.①R199.2

中国国家版本馆 CIP 数据核字（2024）第 002217 号

策划编辑 / 刘　军
责任编辑 / 秦静良
责任校对 / 王雪飞
装帧设计 / 徐　蓉
出版发行 / 华东理工大学出版社有限公司
　　　　　　地址：上海市梅陇路 130 号，200237
　　　　　　电话：021-64250306
　　　　　　网址：www.ecustpress.cn
　　　　　　邮箱：zongbianban@ecustpress.cn
印　　刷 / 上海雅昌艺术印刷有限公司
开　　本 / 890 mm×1240 mm　1/32
印　　张 / 5.25
字　　数 / 125 千字
版　　次 / 2023 年 12 月第 1 版
印　　次 / 2023 年 12 月第 1 次
定　　价 / 42.00 元

内容提要

　　本书旨在从国内外公共卫生社会工作的历史演进、理论基础、实践模式等方面进行文献梳理，并结合社会工作参与暴发于 2020 年的新冠疫情重大公共卫生事件的实践与经验，尝试总结和反思社会工作参与公共卫生事件的专业行动，尤其是探索迈向以社区为本的本土理论和实践取向，并进一步提出公共卫生社会工作发展的若干建议，为今后推进国家治理体系和治理能力现代化提供有益的路径。

主编序言

2020 年年初，突如其来的新冠疫情横扫中华大地。此次疫情百年未遇，波及范围广泛。在疫情突发、全国人民齐心协力抗击疫情的日子里，中国社会工作教育协会和全国社会工作专业院校的师生经历了个人生活与专业实践整合、个人生活与国家社会命运联结的一段特殊又非凡的岁月。总结那些日子社会工作参与疫情防控工作的实践经验，对发挥社会工作在应对突发疫情时和疫情防控工作中的角色功能，完善突发社会公共卫生事件应急治理体系，以及提升国家治理能力具有重要意义。

一、坚守社会主义核心价值观和社会工作伦理，迅速行动，主动作为担当

新冠疫情发生伊始，中国社会工作教育协会在第一时间就发出了倡议，号召社会工作专业参与疫情防控，号召会员单位、社会工作专业师生积极行动，发挥社会工作专业的独特作用，根据自身情况，以各种方式参与到疫情防控工作中。同时，中国社会工作教育协会提出了组织高校社会工作专业师生参与疫情防控工作的原则，并做了具体的工作部署。

第一，社会工作专业要积极行动，承担专业责任。有关高校要积极响应习近平总书记和党中央的号召，发挥社会工作专业的独特功能，在积极参与国家重大事件中彰显专业能力，承

担专业社会责任。

第二，明确提出在党和政府统一领导下工作的原则。社会工作专业参与疫情防控工作，要主动寻求党和政府指导，在党和政府统一指挥下，积极建言献策，提供社会工作专业服务。

第三，提出了社会工作服务的模式和初步设想。社会工作专业师生参与疫情防控工作，要在地方民政部门和卫健委协调下，建立社会工作联合服务组织和网络平台，统一发布信息，统一调配资源和人手。

第四，提出了社会工作参与疫情防控工作的重点领域和服务内容。在疫情防控中，社会工作专业重点服务社区和医疗场所两个场域。社会工作专业部门要积极联合民政部门和卫健委，在当地民政部门和卫健委的部署领导下，为医护人员及其家属提供减压服务，为病患及其家属提供心理和情绪疏导服务，为社区工作者提供培训和支持服务，宣传社区疫病预防知识，关注社区弱势群体需要并提供相应服务。此外，社会工作专业部门要在志愿者服务培训方面开展专业服务。

为组织协调疫情防控工作，中国教育协会成立了中国社会工作教育协会社会工作参与疫情防控工作小组，副会长和副秘书长分工负责各片区相关工作，组织和协调全国高校社会工作专业师生、会员单位参与疫情防控工作。在中国教育协会的号召和组织下，各高校社会工作专业师生和会员单位积极行动，发挥社会工作专业的独特作用，以各种方式参与了抗击疫情工作。

二、用专业知识服务疫情防控工作

在疫情防控工作的第一阶段，在社会工作机构和社会组织行动起来的情况下，迫切需要对疫情防控工作中的社会工作专业服务规范做好指引，以保证社会工作服务品质和对社会需求的有效回应。为打好打赢这场没有硝烟的疫情防控人民战争，中国社会工作教育协会第一时间召集 11 所高校的社会工作专家学者编写了《社会工作参与新型冠状病毒肺炎疫情防控工作实务指引》（以下简称《指引》），他们在两天时间内完成了编写任务，第三天就在中国社会工作教育协会的"社工抗疫之声"公众号上发布，供全国社会工作机构和基层社区工作者使用。此《指引》不仅对指导会员单位参与疫情防控工作发挥了作用，还指导社会工作师生专业规范地回应社会需要，为灾区群众提供服务，更为社会工作机构和社区工作者参与疫情防控提供了及时的专业服务指引，得到了业内广泛好评。随着疫情的变化及前线的试行使用，我们也不断地对《指引》进行了补充和完善。

在新冠疫情防控的关键时期，习近平总书记要求把人民群众生命安全和身体健康放在第一位，制定周密方案、组织各方力量开展防控，采取切实有效措施，坚决遏制疫情蔓延势头。为了传播社会工作疫情防控的理论和方法、链接资源、沟通消息、对公众进行疫情防控知识宣传教育、预防社会问题的发生，中国社会工作教育协会设立了"社工抗疫之声"微信公众号，以此为阵地，在线上及时发布面向一线社区工作者、专业社会工作机构、社区志愿者、社区居民等群体的社区抗疫防疫的相关知识和信息。从 2020 年 2 月初到 5 月，"社工抗疫之声"微信公众号累计发文 200 余篇，阅读量达 10 万余人次。根据疫情防控工作的需要，中国社会工作教育协会的服务水平不断提升，实现了从线下到线上，从社区到家庭和个人，从公众教育到丧亲者的哀伤辅导与家庭复原和社区防疫力抗疫力建设的飞跃。为了给前线社会工作者、社区工作者和志愿者提供支持，中国社会工作教育协会特别设计、组织开设了社会工作参与新冠疫情防控在线课程，通过直播、录播、沙龙、论坛等多种形式，依据抗疫一线工作人员的情况反馈，针对社区抗疫情况不断增设培训课程，为全国社会工作者、社区工作者和志愿者提供服务指引课程、线上服务模式课程、危机干预以及专门的哀伤辅导课程。截至 2020 年 5 月，在民政部慈善与社会工作司的指导下，中国社会工作教育协会开播了 13 个系列的公益性社会工作疫情防控专题课程，课程总时长近 120 小时，学习者超 8 万人次，受到社会各界的认可和好评，发挥了社会工作教育为前线社会工作参与疫情防控提供专业支持的作用。

2020 年 2 月 23 日，习近平总书记出席统筹推进新冠肺炎疫情防控和经济社会发展工作部署会议并发表重要讲话，他特别指示："要发挥社会工作的专业优势，支持广大社会工作者和志愿者开展心理疏导、情绪支持、保障支持等服务。"习近平总书记的话是对全国社会工作者参与疫情防控工作的鼓励和肯定。

三、专业精准评估，科学施策服务

社会工作参与疫情防控工作，有一定的理论支撑，有一套方法技术，其在疫情防控各阶段对个人、家庭、社群的社会需要的回应及其专业服务，涵盖了从宏观社会政策倡导到微观社群服务等方面。

新冠疫情的影响范围是全国性的，波及全国范围内的社区、家庭和个人，对社会经济运行和人民生活产生了严重影响。国内外的历史经验表明，如果一个国家在发生重大社会公共卫生事件时救灾和响应机制不完善，应对出现重大失误，就有可能引发社会动乱，甚至影响到整个国家的稳定。突发疫情对整个社会提出的问题是：疫情防控期间如何组织社会生活？如何预防疫情连带而来的社会问题的出现？为了预防和解决诸多社会问题，社会工作应当为社区、家庭、个人提供什么帮助，以满足疫情防控状态下的特殊需要，保证社区、家庭和个人与社会间良好的社会联结，进而保持社会秩序稳定，使人们保持身心健康？

新冠病毒传播异常迅速，波及范围广泛，造成了巨大的伤痛。疫情暴发初期，社会工作专业教育者所具备的"专业敏感"告诉我们，此时社会工作需要即刻行动，回应因疫情产生的社会需要，这主要基于专业的预见和判断：第一，由于疫情防控需要所采取的各项措施在保护生命的同时，将对社会经济运行和人民生活产生严重影响，因此需要对公众进行疫情防控知识宣传和教育，关注公众的社会心理反应。第二，要关注社会弱势群体的需求满足和因其脆弱性而产生的问题，因为突发的社会公共卫生事件对不同社会成员的影响是不同的。社会弱势群体，在具体的社区封控期间的就医、信息掌握、资源获取、能够获得的社会支持网络的质量和数量，以及与社会的联结形态等方面，与其他社会成员相比大都有所不同，其所拥有的金钱与物质保障也不同。社会工作者要对这些群体及时进行需求评估，并且制定好预防问题发生和解决问题的方案。

突发的疫情和疫情防控工作的特殊性对传统社会工作服务

提出了挑战。全国各地都有不同的服务需求，特殊时期的服务方式与之前的危机干预社会工作有很大不同。为回应需要，除线下服务外，中国社会工作教育协会依托各专业委员会，根据疫情防控工作的进展，先后组织建立起十多支协会统一领导的服务工作队伍，有计划、有针对性地开展疫情防控社会工作服务和研究，形成了线上远程跨区域服务模式、线上下沉社区服务模式、线上远程国际社区服务模式等创新性的服务模式。

疫情防控是全民共同参与的总体战、阻击战，是一项"系统工程"，每个环节都不容忽视。打赢疫情防控战，有两条关键战线：一是医疗战线，即医生治病救人；二是社区战线，即人们居家阻断传染链。因此，医院和社区成了社会工作重点服务的领域，而社区防控工作成效直接影响着疫情防控战的成败。

居家防疫状态下，社区成了一个封闭的小社会，所有的社会生活需求都要在社区中得到满足，各种原本潜在的个人、家庭、邻里间的问题和矛盾同样可能因封闭的环境而集中显现，满足人们需要的资源因疫情防控等特殊条件会捉襟见肘，由此形成社区需求与回应需要满足能力间的聚集性张力。人们在疫情防控这种特定情境中生活，围绕家庭成员患病和治疗所产生的紧张、焦虑，会带来个体的"心理健康"问题，人们会因生活不便而产生不满甚至愤怒情绪。上述所有问题集中呈现，便形成了对社区工作的"挤兑"，稍有不慎就会激化出不可收拾的矛盾，这些也考验着社会和社区的治理能力。此时社会工作者需要即刻行动，回应因疫情而产生的社会需要，服务社区、家庭和个人。第一，服务社区。关注每个人、每个家庭，给社区中弱势群体以关怀，特别是关注弱势群体的需要满足和服务，包括独居老人、留守儿童、残疾人以及低收入家庭等，使他们的生活不因信息和物资匮乏而受困。第二，支持在疫情下负重"逆行"的社区和各部门工作者、志愿者开展服务工作，对这些人进行社区工作方法和技能培训，使之为社区提供有效能的服务，防止因知识不足而导致工作疏漏。

四、 从优势视角出发增能社区，以能力建设增强社区团结和社会联结

疫情防控是对社区治理能力的考验，既要有强大的行政工作力量组织起有序的社区生活，又要有精细化的社会工作力量去满足社区居民需求并破解各种难题。专业的社会工作与行政性的社区工作目标一致、工作对象上有交叉点，但不等于行政工作。例如，在突发的疫情面前，社会工作专业以专业知识、价值评估疫情防控可能对社会经济运行和人们正常生活带来的影响，从提供满足社群需要的服务到为预防社会性问题发生而进行的公众宣传教育，从心理辅导、情绪支持到为弱势群体提供物质援助，致力于预防和解决问题，提升个人和社区解决问题的能力。其背后是社会工作以人为本、尊重和重视人的价值基础和专业工作理念。

第一，以人际联结增强个人和社区的心理纽带和联结感，促进个人和社区的心理健康。

社会工作和心理咨询都强调处理疫情防控下可能产生的心理健康问题，都会教授人们通过自我情绪疏导法来缓解各种紧张和焦虑问题，都会从公众宣传教育入手，让每个人掌握与疫情防控有关的知识并获得安全感，以预防和消除恐慌、紧张和

焦虑等不良心理。但社会工作强调人与社会的联结是个人、社群心理社会功能良好发挥的前提条件，认为心理健康问题既是个体的问题，又与其所处的环境有密切关系；社会工作强调和关注社会结构因素、社会环境和社会脉络对人们生活的影响，注重个体与社会关系的状态，强调每个人良好的身心健康离不开良好的社会联结下的人际关系。为此，中国社会工作教育协会疫情防控社会工作的服务方案都强调关注弱势群体，特别是疫情中的独居老人、残疾人、留守儿童和低收入家庭，关注他们与社区的联系情况，重视消除社会排斥，以社区联结和人际纽带为个体和家庭增添力量，促进社区心理健康。在疫情防控中，社会工作注重评估了解社区资源和运用生物—心理—社会方法，并将此方法运用到我们的技能培训中，以支持服务对象、患者和社区。

第二，关注弱势群体需要，实现公平正义。

社会工作注重以人为本，关注疫情中弱势群体的社会处境。在突发疫情和公共卫生事件中，不同的社会阶层、不同的地理位置受疫情影响的状况不同。社会工作关注个体和社群与更广大社会系统的联结，消除不平等，防止在马太效应下脆弱人群的劣势积累。例如，疫情防控下边远贫困地区低收入家庭青少年停课期间是否因没有学习所需的手机或电脑而无法正常学习？在新媒体技术快速发展的背景下，对某些弱势群体不利处境的关注也是十分重要的议题。

第三，建设关怀社区，以社区凝聚力促进社区团结互助，提升社区抗逆力。

社区对个体来说蕴含积极的社会意义。"社区"包含两种情况，一种是指居住在同一地域上的社群，一种是指具有某种共同身份认同的功能社群。这两种社区结合在一起形成了人际关系网络。对于现代人来说，每个人既是所居住地域的一分子，又属于某一社会团体。"社区"具有以下特征：一是社区成员具有"感情联结"；二是"特殊主义"取向，不同于"公事公办""不讲情面"的"普遍主义"取向；三是集体取向，认同整体利益和由此引发出的集体身份认同，以实现整体利益为出发点的"利他主义"行为和个人对集体的忠诚与投入。由以上特征发展出社区成员间基于"我们"认知上的归属感和认同感，并进一步发展出"社区意识"。社会工作强调社区应该被视为一个网络，包括非正式人际关系网络，在社区中每个人因为血缘联结、共同兴趣、居住地域、友情、工作等关系联结起来。网络内的各部分都发挥功能，以个人或集体的形式去回应他人的困境，帮助面对困境的人士。

疫情防控社会工作在社区中的工作方案和实务的目标是：第一，维持每个人的社区生活和社区联结，使生活在社区里的人们团结起来，具有归属感，建立友谊；第二，强调建立关怀社区，让家庭和社区积极参与疫情防控工作并为社区和邻里提供支援，建立有效的支持系统和网络，增强社区的团结互助，增强社区抗逆力。

第四，以优势视角助力社区能力提升。

社会工作关注每个人的身心健康。身心健康是个人乃至家庭和社区发挥良好社会功能的基础和条件。如前所述，社会工作能够清楚地评估和辨识出在疫情防控处境中可能出现的个体身心健康和社区问题，但社会工作解决问题的理念不同于单纯的心理咨询或心理辅导。社会工作对"心理健康"问题不做个人归因，而是将个人问题放到社会脉络中，认为需求未被满足是问题产生的原因，因而个人问题背后都有结构性的原因；将人们与社会、社区和家庭进行联结，而不是将问题简单归结于个人或者个人心理问题。社会工作并不是一味给予，而是做能力建设、能力提升。社会工作者相信，每个人、每个家庭和每个社区都存在资源，可以用于解决问题，克服困难，使其进步和成长。因此，在疫情防控中，人们需要团结，需要互相扶持，需要相互信任，也需要理解和包容。为社区增能，发掘、激发和调动社区资源，进行社区能力建设，是消除问题的根本之计。以社区为本的疫情防控社会工作强调从治理角度到服务意识的转变。在疫情防控中，如何让生活在同一个社区里的人意识到"我们在一起"的重要性，团结合作，理解包容，从而带给邻居、他人友谊和温暖，需要社会工作者对社区生活有充分的了解，也需要社会工作者更好地认识社区脉络、社会结构、人际联结、人际关系的重要性。

疫情防控社会工作服务方案包含对有需要的个人、家庭、社区及所涉及的各类人群的服务。社会工作者应采取以社区为本的策略，在社区中满足需求，化解矛盾，促进社区能力的提升，为疫情防控筑牢社区这道防线。围绕社区赋能的目标，中国社会工作教育协会组织专家力量，在2020年1月27日筹备完成并陆续实施了下述工作和服务：① 开展"2＋3"线上社区下沉抗疫服务；② 开展"隔离人员"线上社会支持服务；③ 进行医护人员及其家属心理社会支持服务；④ 进行社区工作者心理社会支持服务；⑤ 建立全国高校社会工作专家服务库；⑥ 组织成立社会工作者志愿服务团队；⑦ 建立资源和服务人员需求信息发布平台，以统一调配资源和服务；⑧ 建立与政府部门协调工作的渠道；⑨ 通过线上服务平台，招募资深社会工作者为医护人员提供线上心理疏导解压服务。疫情防控社会工作服务分布在全国各地，形成了多领域的服务模式，包括武汉市江汉区北湖街"2＋3"线上社区下沉抗疫服务项目，黄冈市新冠疫情防控服务项目，黑龙江省"1＋4 政社联动"新冠疫情社区防控社会工作支持项目，陕西省社会工作抗击疫情专业支持服务体系建设项目，天津市河东区抗疫情暖心医护人员支援服务计划项目，北京市社区守护者服务项目，湖北青少年、家庭和亲子服务项目，湖北地区养老院服务项目。

中国地域辽阔，人口众多，自然灾害频仍，疫情和突发公共卫生危机也考验着各级政府的社会治理能力。认真总结疫情防控中社会工作的实践经验，将社会工作纳入社会风险防控体系和常态工作中，是实现国家治理体系和治理能力现代化的重要举措。"社会工作抗疫丛书"既是中国社会工作教育工作者在疫情防控工作中的记录，又是对社会工作参与疫情防控工作的实践经验总结的成果，更是社会工作教育者知识传播、教育和知识生产角色与责任的体现。

社会是一个系统，其中的各部分相互影响。社会工作的专业功能在于帮助个人、群体和社区解决因一时或某种社会结构性障碍导致的社会功能失调，以及由此产生的困难和问题，通过专业方法进行公众教育，进而预防问题的发生，同时增强个人、群体和社区的抗逆力。从本质上说，社会工作是社会福利制度的操作化表达，社会福利制度的功能和作用通过社会工作的服务传递出去，以实现社会福利的制度目标。社会工作参与疫情防控工作，就是发挥社会工作作为社会福利制度传递系统的功能，对突发疫情中发生的公共危机和弱势群体的处境进行危机干预，发挥其社会稳定机制的作用。

谨以此文纪念那段不平凡的日子，为社会工作参与、完善疫情防控和突发公共卫生危机应急响应体系、提升危机防控和治理能力提供经验借鉴。

是为丛书序。

中国社会工作教育协会副会长兼秘书长
北京大学社会学系教授
马凤芝
2023 年 8 月 9 日

前　言

　　新一轮全球性大流行病给世界带来了诸多灾难性后果，引发了政治、经济、社会、文化、生态领域的多重风险。在新冠疫情防控前期，有关方面未能及时将社会组织、社会工作者等专业力量纳入疫情防控体系中，进而相对忽视了对不同群体心理、社会、文化需求的有效回应。随着疫情防控体系的逐渐完善，专业社会工作力量不断参与到疫情防控治理中，在参与突发应急事务治理方面发挥了积极作用。习近平总书记曾指出："打赢疫情防控这场人民战争……要发挥社会工作的专业优势，支持广大社工、义工和志愿者开展心理疏导、情绪支持、保障支持等服务。"这为推动社会工作参与公共卫生事件防控治理提供了重要依据。事实上，早在 19 世纪末，英国慈善组织会社（COS）就已开始探索公共卫生领域的专业社会工作发展问题，并扩展到美国。20 世纪初，社会工作者正式参与到公共卫生体系中，发挥了显著的作用。因此，公共卫生领域作为社会工作最早的专业实践领域之一，在国际上已经有上百年历史，公共卫生与社会工作之间形成了紧密关联。社会工作在公共卫生领域内的重要任务就是要将社会、患者和卫生系统有机结合起来，进而帮助患者及其家属等相关群体解决心理、精神和社会问题。

　　以美国为例，不少高等院校的社会工作硕士专业致力于培养专门的公共卫生社会工作者。截至 2017 年，已有超过 40 所高等院校专门培养社会工作硕士（MSW）和公共卫生硕士（MPH）双硕士学位，所培养的公共卫生人才在政府有关部门、疾病控制中心、社区卫生机构、医院、咨询部门和国际卫生组织等不同机构中发挥着显著的专业优势。目前，美国约 60 万社会工作从业者中近 50％在健康领域内就业，社会工作对公共卫生领域发展的支撑与促进作用显著。另外，美国疾病控制与预防中心（CDC）雇用了一支规模超过 300 人的行为、社会科学领域的科学家队伍。他们与流行病学家、生物医学研究人员合作，也与其他联邦机构和非政府合作伙伴合作，致力于研究各种公共卫生问题。

相比较而言，目前我国的持证社会工作者约有 90 万人，但真正在健康、医疗和康复等领域开展工作的比例不到 5％，社区社会工作者较少关注社区健康议题。社会工作者作为加强和创新基层社会治理的重要力量，在社区健康促进、疾病预防与康复、社区融合等方面对公共卫生体系建设至关重要。因此，发挥社会工作在公共卫生领域内的专业优势及其治理效能，以完善重大公共卫生事件防控体制机制和治理体系，势在必行。

第一，弄清并确立社会工作在公共卫生事件防控体制机制和治理体系中的结构性位置，增强其国家合法性与实践话语权。社会工作的专业特质与行动实践要求我们将它纳入公共卫生服务体系和公共卫生的应急管理系统中，使其作为一种制度化角色在公共卫生领域内发挥资源整合、情绪疏导、精神压力缓解、增能适应等专业优势。具体来讲，在构建公共卫生防控体制机制的过程中，我们应重点做好以下工作：一方面，要赋予社会工作应有的合法位置，明确其在重大公共卫生事件前、中、后不同时期的角色定位，进而针对不同群体并从不同层面实施差别化、精准化和专业化的服务；另一方面，要积极听取社会组织及社会工作者从生理、心理、社会等方面提出的发展建议，从而构建起系统完善、机制健全的公共卫生防控体系。目前，在应急管理方面，深圳地区的应急管理预案是邀请社会工作者一起参与制定的，社会工作在其中有专门的分工和任务，能够与其他主体有效协作，这样在实践中能更充分地关注到群众的日常生活需求和特殊群体的独特需求，以提高对不同需求的辨识度，同时也提高服务回应的精准度。

第二，确立社会工作在国家和地方公共卫生体系中的法律地位，将社会工作作为各级医疗、卫生健康体系的基本要素之一。面对当前重大公共卫生事件中社会工作所处的边缘化、被动性的现实状态，笔者认为应从以下两个方面下功夫：一方面，要完善重大公共卫生事件法律体系，从国家层面明确社会工作在公共卫生体系中的法律地位，逐步提高各级政府、社会大众对社会工作者参与公共卫生服务的认知水平，充分信任社会工作者，保障社会工作者在实践中更好地提供公共卫生社会工作服务；另一方面，要进一步加快在各级医疗、卫生健康体系内建立社会工作部门（目前上海市卫生健康委员会已经建立了覆盖大型医院的医务社会工作制度），培养一支公共卫生社会工作专业人才队伍，提升医务社会工作的社会合法性，推动公共卫生社会工作的制度化、专业化和本土化体系建设。

第三，充分发挥社会工作在公共卫生服务体系建设与实践中的专业效能，精准回应不同群体的差异化需求。具体来讲，我们要切实结合社会工作所具有的群众优势，通过多种方式将社区民众充分调动起来，构建人人参与、人人有责、人人尽责的活力型社会。同时，在服务过程中，社会工作者要借助专业服务技术为不同群体（如困难群众、被隔离人员及其家属、严重焦虑者、心理压力较大的医务工作者和社区工作者等）提供及时有效的关怀疏导、减压服务，并发挥社会工作的资源整合优势，协调满足不同群体的差别化需求，引导特殊群体的心态和情绪，疏解怨念，从而降低社会风险，减少社会情绪政治化情况。在近几年的新冠疫情防控中，中国社会工作教育协会等积极倡导全国范围内的心理咨询师和医生等志愿者，组建"社会工作者＋心理/医务"线上联合服务小组，通过三级微信群为不同群体开展了科普宣传、信息咨询、心理支持、情绪疏导、危机干预、服务协调、资源链接和个案管理等多元服务，彰显了社会工作参与公共卫生服务的专业优势与综合效能。尤其值得关注的是，在新冠疫情暴发之后，做好被感染者、被隔离人员及其家属的情绪疏导和社区融入无疑是一项重要而急迫的任务，专业社会工作者在促进弱势人群社会支持系统构建、社会融合等方面具有独特优势，能够保障疫情后期的有序过渡与社会稳定。

第四，将健康的社会性因素纳入社区治理体系中，构建以公众健康为中心的公共卫生服务体系和社会保障体系。影响健康的社会决定因素包括经济稳定、教育、社会和社区环境、卫生和照护、邻里环境等。结合新冠疫情防控经验，未来我们应将社区居民在健康状况方面的处境和需求纳入社区治理体系中进行关照，将社区健康与现有医疗保障制度进行整合，发挥社区、社会组织与专业社会工作的"三社联动"作用，不断创新社区治理机制，鼓励、引导更多居民大众参与到社区健康促进实践中来，积极消除各类影响群体健康福祉的因素，促进健康平等和社会公平正义，积极构建以社区为中心场域、"三社联动"为实践支撑，"个体—家庭—社区"三位一体的健康促进行动体系，从而建立健全以公众健康为中心的公共卫生服务体系和社会保障体系。

第五，要进一步提升社会工作者跨学科合作的能力，逐步形成跨专业学科体系和跨专业协作团队。在具体实践中，鉴于公共卫生事件往往涉及不同领域的互通协作，社会工作者应该具备与医生、公共卫生人士、应急管理人士等进行跨专业沟通的能力，同时要结合新冠疫情防控的经验，进一步发挥大数据、人工智能、计算社会科学等新兴学科优势，加强不同学科人才之间的合作，提升服务的及时性、有效性。在这一过程中，医护人员是从病理学角度出发，更多地聚焦于服务对象生理层面的病态情况；社会工作者则能够从生理、心理、社会等多个维度全面地看待服务对象所表现的状态，聚焦服务对象的日常生活实践，从而揭示更多的细节需求和实际需要，提高公共卫生服务的精准化与精细化程度。

第六，加强社会工作在公共卫生领域内的政策研究和应用研究，总结形成具有本土特色的公共卫生社会工作理论与服务模式。社会工作是一门科学的助人职业，积极开展理论分析、实证研究是有效推动政策创新、提升实践效能的重要手段。在今后一个时期内，政府要组织有关方面力量积极推动公共卫生社会工作相关政策的制定，进一步研讨和开发设计与公共卫生相关的课程，加快专业人才队伍培育、激励等体系建设，以推动社会工作更好地参与公共卫生服务。同时，政府要及时对新冠疫情防控治理中的经验教训进行全面梳理归纳，总结提炼专业社会工作介入公共卫生的本土服务模式或实践经验（如流行病防控中社会工作实务指引、重大公共卫生事件危机干预手册等），从而更好地推进社会工作干预行动和公共卫生政策体系的优化创新。

徐选国

2023 年 8 月 30 日

目 录

第一章　公共卫生社会工作研究进展：国内外视域

徐选国　闫辰珂

摘　要：本章首先从历史维度回顾了公共卫生社会工作在西方与我国不同社会背景下的发展脉络及其历史传统，而后对当前公共卫生社会工作理论研究现状进行反思总结；在对公共卫生社会工作专业实践与功能发挥进行整合性提炼的基础上，进一步对我国公共卫生社会工作的实践困境与生成机制进行探究，并提出与之相对应的路径优化和机制创新对策，思考我国公共卫生社会工作的未来建构与发展路径，以期推动我国公共卫生社会工作的发展，使其得到新的扩展与深化。

关键词：公共卫生社会工作；理论体系；实践体系；行动机制

第一节　公共卫生社会工作的中西发展镜像

一直以来，作为社会工作中一个重要的专业实践领域，公共卫生社会工作在促进健康与增进社会福祉方面都发挥着至关重要的作用。早期的公共卫生社会工作起源于 19 世纪末的慈善组织——会社，当时的社会工作者主要在传染病防控、扶弱济困和母婴健康保障等方面提供公共卫生服务。而后公共卫生社会工作在美国逐渐发展开来（Wilkinson D S, Rounds K A, and Copeland V C, 2002）。公共社会工作的起源与美国公共卫生的发展有着密切的联系（陈佳 等，2021）。20 世纪初，在医学日臻成熟的背景下，在以简·亚当斯（Jane Addams）为代表的社会改革者的努力推动下，美国的现代公共卫生体系得以建立，公共卫生社会工作也随之产生（徐选国、刘莹、王艳红，2020）。

1918 年，美国医院社会工作者协会（The American Association of Hospital Social Workers）成立；20 世纪 20 年代，社会工作被正式纳入美国公共卫生服务体系与欧洲一些发达国家的公共卫生服务体系中，形成了今天公共卫生社会工作的雏形（柳静虹、沙小淼、吕龙军，2020）。1996 年，公共卫生社会工作的定义被进一步明确化：公共卫生社会工作的实践主要侧重于干预，致力于增强社区、家庭的功能，增进个人的健康和福祉，以及最大限度地减少残疾并使此项实践制度化（徐选国、刘莹、王艳红，2020）。

总体来说，西方公共卫生社会工作的发展从以慈善救助为主的社会服务活动逐渐发展为以专业性防治为主的专业社会工作，大致经历了社会救助活动的萌芽、职业化与专业化发展、社会福利制度化、自我批判的功能性生存与呼吁寻求系统发展等五个阶段（张起帆，2021）。迄今为止，公共卫生与社会工作相结合的实践已经持续了近一个世纪。欧美各发达国家的公共卫生社会工作已日臻成熟，医务社会工作嵌入公共卫生领域，并由医院扩展到社区，在政策倡导、疾病防控、污名消除、社会融合等方面都发挥了至关重要的专业作用（Betty J，Ruth B J，and Marshall J W，2017）；作为一支服务广泛且能够充分发挥专业作用的中坚力量，医务社会工作者队伍在推动形成系统性、整合性的公共卫生服务体系中得到实现。

相对而言，我国的公共卫生社会工作发展较为迟滞。2003 年，"非典"疫情暴发后，学术界才开始初步尝试探索突发公共卫生事件中社会工作介入的可能性（李青、谭卫华、郑立羽，2020）。2003 年"非典"蔓延时，我国内地的社会工作起步较晚，那时主要以香港地区的社会工作介入性探索为主。在"非典"暴发的初、中、后期，香港社会工作者为居民提供的服务主要包括心理咨询、危机个案介入与针对各类困境人群的专业服务等（马凤芝，2003）。在"非典"病人隔离期间，香港医务社会工作者还提供了包括福利服务咨询与转介、需求识别与出院计划、心理辅导、经济援助等在内的系统性专业服务。虽然这些工作在一定程度上发挥了专业作用，产生了积极影响，但由于当时社会工作专业和学科发展有限，因而人们没有足够能力对疫情做出有效回应（王燕萍、白冰，2003）。2008 年汶川地震发生后，社会工作者积极开展了一系列专业化灾害救助工作并取得成效，许多学者开始逐步关注社会工作在突发性公共卫生事件中的重要作用（赵川芳，2017；刘颖、钟金娴，2021）。自汶川地震后，社会工作又陆续介入 2010 年青海玉树地震（乔益洁、赵文财，2013；谷玉，2017）、2013 年雅安芦山地震（古学斌、齐华栋，2020；金凤芳、司汉武，2014）、2014 年云南鲁甸地震等重大自然灾害（文军、吴越菲，2016；文军、何威，2016），以及 2015 年天津塘沽大爆炸（冯元，2015）等重大突发事件中，并在灾害和医务两个领域内进行社会工作的实践探索。虽然灾害和医务领域的社会工作与突发公共卫生事件社会工作之间仍存在一定差异，但依然为公共卫生社会工作提供了不可多得的实践经验和理论补充。在 2017 年"健康中国"战略提出、2020 年新冠疫情暴发的大背景下，公共卫生社会工作不断得到重视与发展，有关实践与研究也日益呈现出迅猛增长和多元化发展的态势。特别是 2020 年新冠疫情的迅猛蔓延，更是进一步将社会工作介入突发公共卫生事件摆在了优先位置，开启了公共卫生社会工作发展的新纪元。

本章试图通过对当前公共卫生社会工作相关文献的梳理，进一步提炼出既有科研成果的关注焦点、整体趋势，为我国公共卫生社会工作的发展提供更多参考；同时综合分析当前我国发展公共卫生社会工作的契机与空间，进一步思考我国公共卫生社会工作的未来建构与发展路径，从而对我国公共卫生社会工作的发展起到些许推动作用。

第二节 公共卫生社会工作的理论研究

一、宏观理论：健康社会决定因素和社会治理中的健康视角

健康社会决定因素（Social Determinants of Health，SDH）是指影响健康结果的非医疗因素，包括人们出生、成长、工作、生活和老年时的条件以及卫生系统（段棣飞、马登艳、李玲，2021；汤修齐等，2021），它们是导致疾病的"原因的原因"（郭岩、谢铮，2009）。具体而言，健康社会决定因素包括住房、失业、灾难、社会阶层和健康公平等多方面因素（张起帆，2021），其中健康公平起着核心作用（汤修齐 等，2021）。

2020 年，新冠疫情暴发，作为一场严重危害公众健康的重大突发公共卫生危机，除了自然属性上的"灾害级别"，由此连带产生的社会属性上的"健康差距"也同样引人关注（文军，2020；杨洸、巢乃鹏，2021），国家间和地区间的健康不公平依然存在。具体而言，国家内部的结构体系可导致权力政策与资源分配出现不均衡现象，从而对不同社会群体的健康水平造成差异性影响（Fisher M et al.，2016）。另有研究发现，对于老年人、居住在人口稠密地区的人、社会经济地位较低的人等弱势群体和边缘群体来说，他们在遭受病毒感染、出现严重后遗症、获取科学预防知识、接受医学治疗等方面都呈现出明显的"健康不平等"（Bambral C et al.，2020）。

以美国为例，底层民众往往没有条件进行有效隔离，新冠疫情加

剧了该国原本就存在的"健康差距"（周强、蒋光明，2021）。同时，另有研究表明，自疫情暴发以来，美国少数族裔从医疗服务可及性到用药公平方面一直受到"不可否认的种族主义影响"（朱安东、孙洁民，2020）；美国少数族裔在新冠疫情流行期间的患病率、死亡率达到比白人高出4～5倍的地步（徐步，2021）。我国的情况是，由于受到信息、资源、社会支持、社会联结形态等因素的影响，疫情之下不同社会群体所拥有的物质与医疗保障极有可能存在巨大差异（李红飞、曾守锤、莫健，2021），因此针对弱势群体的医疗救助与健康公平促进就显得尤为重要。

2000年，学者莱因哈特（Reinhardt）首次提出了健康治理的概念（王晓斐，2019）；世界卫生组织（WHO）将其定义为"一个国家所采取的用于促进和保护其人群健康的所有行动和措施"（郭建、黄志斌，2019）。在我国，健康治理也是城市公共治理重点关注的维度之一。事实上，从20世纪90年代开始，北京、上海等城市就进行了健康城市与健康社区建设的探索（徐媛、李林、魏仁敏，2019）。近年来，有学者进一步提出，健康治理应注重发挥外在公共政策对弱势群体的支撑作用，以进一步缩小健康不平等所带来的差距（汪斌，2022）。面对疫情，一些学者再次强调，由于弱势群体历来是重大公共卫生事件主要威胁的对象，社会弱势群体在疾病预防、救治和康复方面依然面临多重困境（刘斌志、程代超，2021），因而在健康治理上关注弱势群体并采取积极行动至关重要。健康危机的蔓延更使人们不得不重新思考并更加关注社区层面更广泛的健康影响因素。

然而，在2020年新冠疫情流行期间，作为城市防疫基本单元的社区存在着健康治理机制缺失、多元共治意识与社区自治能力薄弱、危机应对能力不足的缺陷（张天尧、谢婷，2020）；在社区治理中进一步加强健康治理视角下健康社区治理框架构建与推动健康社区治理常态化制度建设的必要性显而易见。面对新时代、新形势与新发展理念的格局变化，我国的卫生健康工作应突破传统社会治理思路的桎梏，将健康治理作为重要维度纳入城市治理体系中，推动社会治理向更加社会化、高效化的现代化发展水平迈进。新时代的健康治理，不仅是基层社区开展公共卫生工作的深化，而且是对基层治理体系的进一步完善与多重优势整合，相较于以往单向度的健康治理来说更具有创新性实践的特色。

在新冠疫情大背景下，我国的健康治理实践还需将多元主体协同治理放在优先位置上，这既是我国现代化治理能力进一步提升的关键，更是健康治理实践的重要行动举措。在新冠疫情协同治理中，在党组织的领导下，社会工作作为主力军，在促进协同治理、服务困难群体等方面发挥了不可替代的作用（刘改明，2021），市场、社会组织和社会公众各治理主体互补互促，在危机治理工作中形成合力，成功构建了运转协调、协同有力的治理体系，推动了社区治理效能提升，助推了健康治理新格局的形成。疫情防控实践呼唤有关方面努力构建一个将弱势群体纳入其中的治理行动体系，促进社会公平正义的实现。

二、中观理论：社区为本视域下的嵌合机制与韧性建构

当前，社会工作的主体性不强，专业力量相对薄弱，社会工作在突发公共卫生事件中的参与也普遍呈现出碎片化、欠组织化与欠规范化的问题。这就要求我们将社会工作进一步纳入公共卫生体系中，推动社会工作有效嵌入性实践的进一步实现。如果社会工作能够嵌入突发公共卫生事件应急体系中，就可以在更多层面上推动社会工作与各

个主体进行行动合作。

一直以来，社会工作都重视社区为本，强调综融性实践干预的方法（张和清、闫红红、尚静，2019），特别是在介入突发公共卫生事件的行动中，社会工作在激活社区韧性、生产社区韧性、助推社区韧性能力建构等专业性介入实践方面都可以有效增强社区在应对公共卫生危机时的韧性（徐选国、陈杏钧，2021；邓锁，2020）。在抗疫行动中，社会工作者把社区作为主要单元与行动载体，正是积极建构社区为本的公共卫生社会工作、积极嵌入与嵌合发展本土化路径的具体体现。

新冠疫情发生以来，社会工作者坚持将社区为本作为其基本工作方式，聚焦于社区韧性能力的建构，立足基层社区，挖掘社区优势，整合有关资源，依靠专业力量，建立和完善嵌合机制，协同发挥作用。在社区为本思想的框架中，社会工作者不仅着眼于提供直接性专业服务，而且致力于社区总体活力的激发与社区良好氛围的营造。此时，"社区"作为一个具有建构性、公共性和关系驱动特征的主体单元，并非被动性的行动场域，而是在实践中主动发挥着作用。

三、微观理论：从"物质—精神"双重关怀到社会支持网络的构筑

疫情暴发期间，社会工作的介入既有宏观与中观层面的理论建构，也有微观视域下针对受疫情影响人群的实务及介入理论探索；同时呈现出以优势视角的社会工作干预为主，从物质—精神双重关怀到社会支持网络构筑的干预特征。

致力于协调满足国际社区居民的"物质—精神"需求，基于优势为本的社会工作专业理论，何雪松、孙翔（2020）通过优势转换与资源整合，构建起国内居民、国际移民、社区、社会组织和政府部门的

整体性社区行动网络。在精神关怀层面上，张樊等聚焦于疫情之中的社区居民心理问题，以社会支持网络理论为基础，介入期间采取了明确需求、介入组织网络、组建服务队、注重教授干预技巧运用等策略，通过分阶段的初、中、后、终期的社会工作渐进性介入，促进居民保持良好的情绪，满足居民的切实需求（张樊、王欣佳，2021）。

对于服务对象社会支持网络的建构与完善，从优势视角出发，段文杰等（Duan W J，et al.，2022）将优势为本的接纳与承诺疗法作为指导理论，开展武汉居家隔离青少年疫情后期线上支持小组活动。以认知障碍照料者为服务对象，运用优势视角与抗逆力理论，陈虹霖等选择国外照顾者线上支持模式（TSCP 干预模式），进行以减轻其照顾负担为目的的认知障碍照料者线上支持小组社会工作实践，并取得成效（陈虹霖、胡萌萌、张莹，2021）。以绿色社会工作理论为基础，"阳台花园"——"互联网＋"室内微型园艺的干预实践项目组通过搭建交互式的在线社区，将专业关系建立、风险识别、个案跟进、社区活动多项目标融为一体，促进家庭韧性的有力提升（Wang Y X et al.，2021）。此外，在美国新泽西州，面对疫情封锁下学生与家庭的联系相对减少的困境，该州学校社会工作者发展出一个三层干预模式——固定家校联结、在线图书馆与虚拟平台构建，旨在更好地回应和满足学生与家庭不同主体在保持联系、线上教学适应、心理健康方面的不同需求（Polizotto J and Zinn K，2021）。

四、理论小结

健康社会决定因素决定了国家在社会治理中必须将健康作为重要的治理领域与重点关注议题，特别是在新冠疫情大范围迅速蔓延的严峻公共卫生危机情境中，对弱势群体特别是受疫情影响的弱势群体及时关怀与帮助的必要性更是不言而喻的。当前，我国正持续地推进构建以党建引领为核心、各方参与协同治理的现代化治理体系，社会工作机构作为其中的重要治理主体应主动发挥自身的专业优势，扶助弱势人群，增进社会福祉，进一步促进社会公平正义的实现。在具体实践中，社会工作者在中观层面上，基于社区为本的专业理念，以社区为着力点，积极推动"内外嵌合"的社会工作嵌合机制与社区韧性建构。在微观层面上，从"物质—精神"双重关怀到社会支持网络的构筑，社会工作者灵活运用优势视角理论，在实践中进行理论效果检验，对公共卫生社会工作的理论研究起到了很好的补充作用。

总体而言，上述研究有着重要的理论意义，但也存在一定的限度。首先，在关于社会治理的议题中，人们还没有深入探讨将公共卫生社会工作与健康治理概念相结合的问题，一些研究仍然缺乏对宏观视角下社会工作参与公共治理、化解公共卫生危机核心问题的回应。其次，在中观理论层面上，虽有将社区为本的工作方法灵活运用于公共卫生社会工作中的理念创新，但在实务中依然缺少以社区为本的具体实践，在优势发掘与资源整合上仍存在很大的局限性。最后，在微观理论层面上，对公共卫生社会工作进行研究的方向略显单一，且数量明显不足，缺乏创新性。

第三节　公共卫生社会工作的专业实践与功能发挥

一、常态化背景下的公共卫生社会工作

就宏观层面而言，公共卫生社会工作强调针对初级预防的干预措施，从培养积极健康的生活方式入手，在实施干预策略的同时致力于减少与健康问题有关的社会压力，增进社会支持（Pecukonis E et al.，2019）。其重点实务工作领域主要包括孕妇、婴儿与儿童健康、艾滋病病毒感染、家庭计划、营养和超重、伤害与暴力行为预防、心理健康（Gehlert S and Browne T A，2012）。对于我国来说，当前经济社会飞速发展，社会急剧转型，民众的基础健康保障水平不断提升，各类健康需求不断增加，公共卫生社会工作者对医疗照护、艾滋病防控和卫生保健等方面的回应都极具必要性与紧迫性。具体而言，当前我国公共卫生社会工作主要包括以下三个方面的内容。

1. 慢性疾病保健与健康管理

近年来，随着"健康中国"战略的提出与新冠疫情的暴发，以健康促进为主要目的的慢性疾病患者的保健与健康管理越来越受到社会工作学界和实务界的关注。新冠疫情的大流行使得老年群体、各类慢性病患者群体成为传染病易感人群，他们也是后遗症、并发症风险较大的人群。因此，不少社会工作者通过专家科普讲座、社区宣传、互助型小组创建等方式来促进慢性病患者自我管理能力的提升，帮助其进行疾病的预防、治疗，降低致病风险。玉环市人民医院社会工作团队与专家团队、家庭医生团队一起组建慢性病自我管理小组，同时邀请有关专家开展系列线上健康宣传教育讲座。2020 年，深圳市社会工作者协会协同深圳市慢性病防治中心，正式开展深圳市社会工作者参与糖尿病防控试点项目，面向社区居民开展社区宣传教育、糖尿病高危人群筛查动员、糖尿病小组自我管理和特殊个案管理等专业的糖尿病综合防控服务，推动社区健康水平的提高（谢杨梅，2021）。

2. 艾滋病的预防与干预

近几年来，我国艾滋病病毒感染人数逐年增多，并有从高危人群向一般人群扩散的趋势，艾滋病已成为重要的社会问题和公共卫生问题（刘芳、任敏、吴世友，2020）。与此同时，整个社会环境对于艾滋病感染者和患者的偏见、歧视与排斥仍然存在，我国社会工作聚焦于艾滋病防治的迫切性、艾滋病感染者和患者的多重困境与需求，在艾滋病实务领域中的探索也逐渐深入（刘斌志、程代超，2020）。

北京红丝带之家依托北京地坛医院，以艾滋病医疗支持和综合关怀为特色，为在医院就诊的艾滋病感染者和患者建立资料库，并提供包括定期随访、电话咨询、药物邮寄、心理咨询、同伴教育、临终关怀等在内的多项直接服务。上海青艾健康促进中心则以艾滋病的预防检测为重点聚焦领域，针对服务目标人群开展性安全教育项目、艾滋病预防检测、LGBTQ（性少数人群）心理干预服务、艾滋病社会反歧视项目等，同时辅以教育、培训、咨询和同伴辅导、公益活动等多种举措，促进患者身体和心理的康复。

在线下服务之外，一些社会组织还开拓创新，把线上平台作为传播沟通媒介，面向高危人群与艾滋病群体开展有关服务。白桦林全国联盟即是依托线上平台对艾滋病感染者、高危人群进行宣传干预的典型实践代表，主要在线上开展有关艾滋病抗病毒治疗、艾滋病科研动态与药物研发、艾滋病感染者生育与母婴阻断、艾滋病病毒感染者营养健康等方面的信息传递与知识科普工作，同时通过 QQ 群等为艾滋病感染者提供心理支持与关爱。

3. 精神健康的预防与干预

事实上，随着我国经济发展水平的提升，精神健康社会工作的重要性愈来愈凸显（刘继同、邓明国，2022）。然而就全国而言，精神健康社会工作实务的专业化发展仍然较为迟缓，现代精神卫生社会工作专业服务体系尚未建立（王志中、杨晓东，2019）。同时，一些公益组织、社会工作机构与精神医疗体系内的社会工作者也开始进行精神卫生社会工作的实务探索，取得了一定成效。

聚焦于精神健康相关信息的大众传播，刺鸟精神健康公益组织建立了互助小组，开展了同伴教育与人文讲座项目，并运用多种艺术性方式（如影片拍摄、舞台表演等）进行精神健康知识宣传。同样是关注精神健康领域，上海新途社区健康促进社打造了"清心驿站"经典服务项目品牌，致力于为职业人士和产业工人提供心理压力疏解、就业援助、情感或精神问题咨询等服务（徐选国、刘莹、王艳红，2020）。在精神医疗体系内，上海市虹口区精神卫生中心医务社会工作者则通过三个线下活动俱乐部（家属俱乐部、"抑"起走抑郁症俱乐部、社区康复俱乐部）与"同心圆"微信社群的建设，面向精神障碍患者及其家属开展了疾病科普讲座、专业咨询答疑、病友情感支持和志愿服务参与等社会工作实践（姚煜霞、李川，2022）。

二、突发公共卫生事件中的社会工作介入

2020 年，在新冠疫情席卷全国的大背景下，面对复杂而艰巨的疫情防控任务，各地的社会工作者义无反顾地投入其中，发挥社会工作专业优势，贡献了独特的社会工作力量。

1. 社区场域中的社会工作介入

在此次疫情防控行动中，社区和医院是社会工作者开展线下工作的两个最主要工作场所。社会工作者和各重要参与主体在社区内发挥专长，及时地提供各项专业支持。

疫情中的社会工作参与以应急管理、常态化疫情防控工作为主。根据疫情的动态变化，全国各地的社会工作者都广泛地参与其中，并在实践中进行创新，融入社会工作专业理念和方法，精准对标社区居民的需求，提供优质服务。例如：在封控区域和管控区域内，福建省永安市仁爱社会工作服务中心积极组建志愿者代购团队，为被隔离的

业主提供爱心代购服务（张静 等，2022）；上海市社会工作应急服务团为封控社区居民特别是确诊患者及其家属提供了政策链接、资源分享、情绪疏导与心理支持等服务（范斌，2022）。

在常态化疫情防控工作中，北京市"东城社工"通过链接社区资源组建了志愿者防疫队伍，同时利用战"疫"民情图对居民进行分级管理，在促进居民自治的同时，也推动人们更加有效地进行疫情防控（甘再松，2020）。以社会工作服务类型为维度进行划分，社会工作者主要提供信息支持、资源支持和心理支持三大类服务（黄佳豪，2021）。面对疫情，上海市社会工作者主动为受疫情影响的低保低收入家庭、高龄独居老人等特殊群体提供紧急药物转送、信息传递、医疗查询等专业支持（张静 等，2022）。广东省广州市社会工作者投身于抗疫一线，开通"红棉守护热线"，为居民提供应激性心理支持援助（周海明，2022）。聚焦于疫情流行期间的弱势群体，我国香港地区的社会工作者因地制宜开发出紫外线计划，旨在通过为居住在"房中房"里的家庭提供改良过的用于消毒的紫外线灯，解决疫情流行期间许多低收入家庭无法负担购买消毒与个人防护设备的问题。在新冠疫情大流行期间，印度、柬埔寨、越南、巴西等地的弱势群体往往面临着普遍性的粮食供给不足、粮食安全威胁、饮用水与生活必需品严重缺乏的问题。社会工作者通过免费为弱势群体提供口罩、救济食物、肥皂等必需品以及捐赠现金、倡导实施一揽子经济刺激计划、支持人们共享资源并实现自主生产等方式，有效地保护了社会边缘群体和弱势群体在大流行病期间的健康，防止疫情蔓延，促进社区团结（Saini A，2021；Henley L J et al.，2021；Truell R，2020）。此外，以色列社会工作者还为少数群体开展包括利用当地社区资产构建在线交流平台，动员地方领导与居民组织、社会组织改变不合理的政策等在内的多项行动策略（Nouman H，2021）。与此同时，在国际社会工作者联合会（IFSW）的呼吁下，世界各地的社会工作者都致力于推动无家可归者获得庇护支持、开通求助热线、提供在线家庭咨询、确保社区领袖了解社会卫生等工作并取得成效（Truell R，2020）。

2. 医务领域中的社会工作介入

在医务社会工作领域内，在抗疫一线，湖北社会工作者积极开展"方舱医院"医务社会工作者志愿服务，"舱内"与"舱外"密切配合，有效满足了患者的个性化需求（沈黎、史越、马凤芝，2020）；广东省江门市中心医院社会工作者组建了守护天使青年战"疫"志愿突击队，为医护人员提供各项后勤关怀服务（汤美玲、陈佩雯，2020）。在2022年上海抗疫行动中，上海儿童医学中心社会工作部开发了同心守"沪"新冠疫情儿童与家庭资源中心网站，对科普信息、心理教育等进行一站式整合，协助儿童及其家庭有效应对疫情困境。

在澳大利亚，社会工作者在从事丧亲人员支持工作时，通过持续评估家庭动态、虚拟访问与记录，同时提供"记忆创造"机会（将脚印、头发或照片作为联结载体），开展创造实践（信件、手绘图片等），增进病患与家属间的情感联系；创新亲属探视逝者的方式，让亲属可以隔着玻璃与逝者道别，并运用"虚拟viewing"观影尽可能满足家属与逝者面对面告别的需求（Fox M，Mcilveen J，and Marohy E，2021）。

3. 疫情蔓延期间"互联网＋"社会工作介入

新冠疫情防控期间，针对受疫情直接影响的群体，社会工作者开展了一系列以线上服务为主体的社会工作服务。例如，在2020年上半年，"社工共振""I Will""社工伴行"等社会工作团队积极搭建线上线下合作抗疫网络平台，为病患及其家属、社区居民、社会工作者提供线上支持，缓解他们的不良情绪（崔应令，2021；向德平、张坤，2021；杜孝珍、袁乃佳，2020）。

作为一场重大的突发公共卫生事件，新冠疫情的暴发不仅对公众的日常工作和生活秩序造成了严重的扰乱与冲击，而且重塑了经济行业形态与人们的日常生活习惯。疫情所具有的反复性和持续性使其对整个社会产生了一系列持久而深远的连带性影响。对此，社会工作者也在一定程度上尝试着积极介入，进行专业探索。当前，在公共卫生社会工作领域内，对于突发公共卫生事件连带事件的介入性研究的数量相对较少，有关学者分别针对受疫情影响的困境家庭、社区精神障碍患者与认知障碍照料者群体展开线上社会工作介入探索。在疫情封控期间，上海乐群社工服务社针对困境家庭开展了"云陪伴"计划，协助其疏解家庭矛盾（赵雅萍，2020）。上海新途健康促进社组织开展了"伴你同行——社区精神障碍患者家庭支持行动"，为疫情封控期间的精神障碍患者解决了"配药难"问题（徐选国、刘莹、王艳红，2020）。还有学者以认知障碍患者的照料者为服务对象，在疫情加重了认知障碍患者的照料者的照料负担时，对其开展线上支持小组实践，帮助其缓解疫情造成的焦虑情绪，扩展其社会支持网络，减轻其照护负担（陈虹霖、胡萌萌、张莹，2021）。

三、 功能发挥

总体而言，当前公共卫生社会工作主要在社会心理支持、资源分配与协调、政策倡导和推动等方面发挥积极作用；公共卫生社会工作者往往进行直接的行动参与，并着眼于中观层面（个案管理）和宏观层面（健康促进、政策倡导等），在艾滋病防治、救灾工作等领域内进行专业干预（刘芳、任敏、吴世友，2020）。就我国而言，虽然目前公共卫生社会工作整体发展较为滞后，但在慢性病管理、艾滋病防治、精神健康等多个领域内取得了成效。

2020年，在新冠疫情席卷全国的大背景下，我国的公共卫生社会工作在实践中发挥了中流砥柱作用。有研究表明，社会工作介入突发公共卫生事件在专业性、包容性、场域等三个方面具有显著优势（安静怡，2021）。同时，与其他专业相比，疫情防控期间的社会工作在专业理念、专业方法与专业服务上都发挥着其他专业所不可比拟的作用（陈洋、翟倚雪，2021）。特别是在对突发性公共卫生事件的应急管理中，社会工作者的专业介入在"后场"承担着极为重要的托底作用（杨发祥、李安琪，2021）。此外，还有学者通过研究发现，与其他专业工作者相比，社会工作者更善于运用社会网络，更倾向于开展跨部门跨专业合作行动，从而实现更加有效的资源链接与疫情防控（黄佳豪，2021）。

第四节　公共卫生社会工作的实践困境与生成机制

一、公共卫生社会工作的实践困境

1. 结构性困境

当前社会工作介入突发公共卫生事件的结构性困境主要表现在两个方面。一是缺乏社会工作介入突发公共卫生事件及其行动参与的制度性支持。一些学者指出，社会工作参与应急治理面临着"体系之外"的尴尬处境；在实务工作中，社会工作者普遍面临着缺少制度性接纳与认可的问题（徐选国，2020；蓝宇蕴，2022）。王枫云（2021）认为，缺乏相应的法律规范使得社会工作难以真正嵌入突发公共卫生事件预警体系中并配合政府开展工作，从而对其作用发挥产生了不利影响。二是社会工作介入缺乏权威性工作指引。一些研究表明，当前我国正在施行的文件中，仍缺乏以法律法规的形式对社会工作参与突发公共卫生事件防控的具体职责内容进行标注和划分；社会工作者在面对预警时缺少有法可依的行动标准（彭静 等，2022），这给社会工作者组织、协调、对接、联动推进有关工作造成了一定障碍。与此同时，胡晓龙等（2022）也指出，当前公共卫生社会工作在公共卫生和疾病预防领域内的职能与岗位设置尚未得到现行医疗卫生系统的明确承认，因而对社会工作专业功能优势的进一步发挥形成了限制。

2. 机制性困境

就外部环境而言，在参与社区疫情防控的工作中，社会工作的机制性困境显现得尤为突出。在赵敏、李先辽（2021）看来，在社区疫情防控中，社区、居民理事会、社会组织和物业服务中心等主体之间缺乏有效、快速的互动联通机制，社会工作者的作用发挥因此受到了影响。与赵敏、李先辽的观点相近，张增琳、齐婧琳、秦毓梅（2020）的研究表明，联动机制的不完善是社会工作介入突发公共卫生事件的主要困境之一，当下最优联动机制应该是将社会组织也纳入其中的"五方责任"联动中，实际上普遍面临个人、企业、社会组织三方主体主动参与的缺失。同样是关于联动机制困境的阐述，徐选国（2020）认为，当前存在政府、市场、社会组织与社会大众等主体之间难以形成多元化联合防控机制的困境；王枫云、何梅清、潘文杰（2021）进一步提出社会工作（社会组织）在与政府部门的联动中存在一定问题，在紧急状态下往往容易出现资源调动不及时、联动配合不佳的困境。

与此同时，在多学科、多主体参与的合作关系中，社会工作的话语权和主体性十分微弱。从公共卫生社会工作的日常工作场域来看，社区和医院里的社会工作者都处于被"辖制"和"失语"的非自由状态。卢敏健（2021）认为，面对具有复杂权利关系的街区，专业社会工作者在社区治理中严重缺乏话语权，对于街区权利体系的影响逐渐式微。一些学者的研究成果指出，在医院环境中社会工作者的处境同样不容乐观，面对两大权威体系（医师、行政管理），社会工作者处于不平等的权利关系中，缺乏话语权是常态（何雪松、侯慧，2018；郭慧初，2019；陈洋、翟倚雪，2021），专业的社会工作发展往往面临困境。

3. 行动性困境

当前社会工作的行动性困境主要包括社会工作者的服务进场、服务有效性、服务回应能力三个方面。

首先，在新冠疫情的特殊背景下，封闭性管控和疫情带来的经济冲击等影响因素使社会工作在服务进场上存在不同程度的困难。受到疫情流行期间社区封闭管理等规定的限制，许多社会工作机构几乎被排斥在社区疫情防控和其他社会工作服务之外，难以进入社区开展工作（杨峥威，2020）。再加上部分机构在疫情防控期间未能复工、政府购买社会工作服务项目的推迟和政府购买社会工作服务项目的缩减，导致社会工作机构的生存和项目执行面临挑战（杨峥威、孙莹，2020），这也在很大程度上不利于社会工作人力资源为社区提供专业服务，使社会工作的服务进场受到不利影响。

其次，在疫情蔓延期间，社会工作开展服务的有效性面临挑战。陈洋、翟倚雪（2021）通过研究发现，尽管在此次疫情防控中，社会工作者积极提供服务，但由于缺乏系统性，因而其介入的效果并不显著。与此同时，受疫情影响，许多地区的线下社会工作服务基本上处于暂停状态。虽然一些社会工作机构在疫情防控期间进行了一系列的线上服务创新性尝试，但仍存在需求把握不足、服务对象接受度不高、服务内容匹配度较低、服务成效不突出等较为明显的缺陷（杨峥威，2020）。

最后，社会工作者在进行服务回应时往往面临专业性不强、回应能力不足的问题。比如，社会工作者在医学、公共卫生方面的专业知识、技能存在不足，在面对服务对象的医疗卫生需求时，往往无法直接回应（胡晓龙 等，2022），从而陷入行动性困境中。

二、公共卫生社会工作实践困境的生成机制

1. 公共卫生社会工作的合法性缺如

有学者将国家对于社会工作相关政策的颁布与施行看作同时给予社会工作一定的控制与权力自由（刘杰、李泽宇、王双洋，2022）。一方面，我国的社会工作发展至今尚不成熟，政治社会背景对于社会工作发展而言尤为关键。政府层面的政策在资源依赖和政策控制方面不断对社会工作施加着制约性作用（高艺多，2020），社会工作难以离开政府层面的政策支持而获得相对自主的发展。另一方面，现实中有限的政策支持并不能满足社会工作者参与治理的迫切需求（费梅苹，2014）。目前我国尚未将社会工作纳入公共卫生服务体系中，必须建立公共卫生社会工作运作机制，但社会工作参与防疫行动尚未获得国家层面法律法规的正式承认，这是社会工作所面临的结构性困境。

2. 健康治理中公共卫生社会工作的功能性替代

从理论层面来说，一个完整的社会治理（健康治理）格局应该是将以社会工作为重要代表的社会组织力量也纳入其中的多元化常态性治理格局，然而在实践中并非如此。不少学者的研究均指出，当前我

国社会治理的新格局还不完善。社会组织对政府在资金、资源上的依赖情形难以改变，社会组织的主体性、自主性严重缺失（费梅苹，2014）；层级政府的控制权较强，基本职能和职责固定不变，政社关系失衡（徐盈艳、黎熙元，2018；郑广怀，2020）；多元社会主体参与治理的格局尚未实现（费梅苹，2014）。由此，我们对于社会工作在参与防疫过程中普遍存在的联动困境也就不足为奇了。

社会工作专业缺乏"不可替代性"：理论上社会工作自生性的方法几乎是空白，实践中很多时候可以被民政或社区工作轻易取代（刘振、徐选国，2020）。与该论述的核心观点相一致，当前公共卫生社会工作的角色功能也不可避免地存在缺乏"不可替代性"的不足。在健康治理中，我国特别强调要明确各级党委和政府的领导责任，将包括社会工作在内的其他社会组织置于协同治理的位置上（李俊、吴永江，2022）。然而在现实中，公共卫生社会工作在参与疫情防控时往往极易被夹杂在医疗机构、街道办、社区"两委"（社区党支部委员会和社区居民委员会），以及有关职能部门等多元主体中，难以有效发声发力（马瑞，2022），特别是在疫情防控行动中，在街道办事处处于社区资源配置和权力行使核心的前提下，多重因素的影响导致社会工作话语权微弱已成为不争的事实。

3. 公共卫生社会工作的边缘化角色

社会工作在服务进场方面存在困扰。2020 年至 2021 年期间，社会工作尚未完全取得合法性参与身份以进行疫情干预行动，加之无论是疫情中还是疫后常态化时期，社会工作的作用更多地被政府定位为参与疫情防控的临时性、补充性、辅助性力量，其角色和工作安排被边缘化（王枫云、何梅清、潘文杰，2021；郑广怀、孟祥哲、刘杰，2021），因而优势发挥被限制，未能体现出应有的主体性与社会性。

关于社会工作线上服务的有效性，代文瑶、罗俐敏（2020）强调，社会工作的专业与学科属性决定了其"面对面"开展服务的必要性，提供线上服务需要将访谈效果、专业价值伦理等问题考虑在内。总体而言，受到物理隔阂、服务对象的技术操作能力与不可控风险因素等的影响，社会工作者开展线上服务时，在预估与介入、成效与评估等阶段都存在较大的困难。[①]

在学者张粉霞看来，缺乏整合性的理论指导和系统性的实践架构是社会工作者对现实问题解构能力受到削弱的重要原因（张粉霞，2016）。将此观点放入现实情境中加以分析，社会工作者在参与疫情防控行动中服务回应有限的问题正是其深层次原因——整合性理论构建与实践指导缺乏——的现实表征。高校教育和人才培养体系中有关知识传授的缺位，加上公共卫生社会工作理论和实务架构的未统一与待完善，使得社会工作者在开展具体服务时难免遭遇一系列行动性困境。

第五节 公共卫生社会工作的路径优化与机制创新

一、路径优化

1."嵌入与嵌合"路径下的社会工作合法性弥合

对于当前我国公共卫生社会工作的路径研究，王思斌（2010）率先提出，嵌入与嵌合是未来中国公共卫生社会工作建构、中国特色社会工作发展的必由之路。面对我国社会工作专业合法性严重缺失的现实情况，疫情防控期间社会工作对原有社会管理体制和福利服务体系

[①] 本刊编辑部：《医务社会工作线上服务的创新与挑战》，《中国社会工作》2020年第18期。

的嵌入是弥补其合法性不足的有效路径。在此次疫情防控阻击战中，我国医疗卫生系统显示出自身尚待完善的地方，而社会工作的嵌入既有助于医疗卫生系统的完善，又能助推社会工作合法性参与的进一步实现。通过嵌入与嵌合，社会工作可以被进一步整合至现有的国家应对突发公共卫生事件的应急体系中，拥有国家所承认的"合法身份"，切实在公共卫生、医疗服务与社区治理体系中发挥优势专业作用。

通过对社会工作介入突发公共卫生事件相关文献的回顾，陈蓉蓉、姚进忠（2021）发现，回顾社会工作的实践方式，其整体呈现出从外部嵌入向内外嵌合的转变；而在 2020 年以来的疫情防控中，公共卫生社会工作发挥了内外嵌合的作用。也有一些学者基于对现实的研究提出，坚持社区治理结构与社会工作相融合的"互嵌式"发展路径是可行的；然而在现实中又普遍面临嵌入度不深、参与度不高的常态性问题（王枫云、何梅清、潘文杰，2021）。由此可见，我国社会工作积极嵌入与嵌合发展的本土化发展之路仍任重道远。

2. 党政引领下的社会工作功能性跃升

早在 2003 年"非典"背景下，学者花菊香（2004）就倡导构建应对疫情的多部门（公共卫生部门、政府部门、营利部门）和社会公众合作模式。她认为，以部门合作为基础的社会工作介入策略是发挥社会工作最佳绩效的保障。2020 年新冠疫情流行期间，方琦、范斌（2020）提出，需加强党政领导下多方主体（政府部门、企业、社会组织和社会公众）之间的合作。该合作模式更加注重突出党政的统筹协调与核心引领作用，强调社会工作一定要在国家治理的逻辑框架中进行突发公共卫生事件的实践参与。

以钟宇灵为代表的学者（2020）认为，正是党社关系的紧密联结促成了社会工作者的嵌入更加有效；在政府全面管控的社会治理前提下，社会工作者只有主动整合基层党政资源，才能更加有效地进行嵌入实践。在党政引领下，社会工作者通过整合更多的资源促进专业功能的进阶，可以拥有更强大的资源整合能力与更丰富的实践契机，从而实现社会工作的功能性跃升。

学者陈涛（2020）主张，社会工作参与重大突发事件应建立党政领导下多领域专业人才协同机制。诚然，在任何情况下，坚持党政领导都是不可变动的先决条件，党政在决策指挥上的首要地位与调动资源方面的优势是其他任何团体组织所不可比拟的。社会工作可以通过专业协同，借助党政的优势，为自身争取更大的发展空间，获取更多的实质性资源，以便更好地发挥专业作用。这样有助于实现党政引领下的社会工作的功能性跃升。

二、 机制创新——边缘化角色破解之道

当前在参与公共卫生社会工作的过程中，社会工作者的角色地位普遍存在边缘化的问题。这导致社会工作者在服务进场时往往会遇到一定障碍，使得社会工作在参与突发公共卫生事件实践时的功能发挥受到严重制约。在我国社会工作发展"制度先行"的传统发展脉络下，与社会工作相关的机制创新能够在很大程度上促使社会工作参与角色的转变，助推其专业主体性优势功能的再发挥。

不少学者对新冠疫情中的行业整体参与性实践、机构应急服务路径、有关组织的介入过程等进行了深度研究，对相应的机制创新有所思考。通过对全国范围内社会工作行业参与疫情防控的服务实践的梳理与总结，李树文、庞慧（2020）从中进一步提炼出中国社会工作教育协会与地区各级社会工作协会的服务联动机制。以广州某机构为例，学者周海明（2022）发现，该机构从对接、联动、协作、评估、

保障五个方面建立了中高风险地区社会工作的"线上线下协作应急机制"，构建起疫情风险区社会工作服务新体系。从问题视角出发，学者方琦、范斌（2020）概括了社会工作介入突发公共卫生事件实践机制：有关组织分时序参与、各部门配合协同、阶段性服务逻辑特征并存。与此同时，还有的学者提议建立社会工作参与重大公共卫生事件的行动机制（沈黎、史越、马凤芝，2020），以及建立分级分类干预与线上线下相结合的工作机制（张滨熠，2022）。一些学者聚焦于社会工作的具体介入工作过程和运营保障等方面，主张应积极构建应急"APTS过程介入机制"和应急响应机制（陈禹 等，2020），建立"领导—培训—联动—督导"四位一体的社会工作全过程介入机制，建立人财物均衡对接的社会服务运营保障机制（房亚明、周文艺，2021）等。

第六节　结语

总体而言，2020—2022年，公共卫生社会工作研究在理论、实践和机制三个方面都取得了一定的进展，呈现出研究数量稳步增长、研究方向多元化发展的良好态势；越来越多的学者开始将目光聚焦于公共卫生社会工作领域内，进行学术探索，为后续有关理论研究和公共卫生社会工作介入突发公共卫生事件的专业实践提供了不可多得的理论参考与经验积蓄。

尽管当前国内对于公共卫生社会工作的研究比较重视，但通过上述回顾不难发现，现有研究仍存在一些不足之处。首先，就研究内容而言，现有的大多数研究仍停留在社会工作介入突发公共卫生事件的理论探讨层面，缺乏公共卫生社会工作介入突发公共卫生事件的具体行动路径、工作机制的研究与创新，研究尚未形成体系。其次，对于公共卫生社会工作的机制路径研究，以未来发展模式转型和模型建构为主，鲜有对于当前实践模式的深入阐释。再次，从具体议题来看，现有的公共卫生社会工作研究多将系统性、宏观性公共卫生社会工作介入作为整体研究对象，缺乏对单个议题的更深层次的探讨。最后，就当前的绝大部分研究而言，在社区场域中进行公共卫生社会工作的相关研究较多，对于社区之外公共卫生社会工作专业功能的发挥少有涉及，研究范围相对狭窄。从研究方法来看，当前国内关于公共卫生社会工作的多数研究以思辨、定性研究为主，缺乏系统性分析范式与逻辑框架的实证考究，因而其相关结论的客观性与适用性必然受到一定限制。未来的研究如能在以上方面加以改进，即可在一定程度上弥补有关领域研究的不足，对于丰富公共卫生社会工作的研究内容、拓展其研究的广度、增加其研究的深度有一定的效用。

综而观之，与其他国家相比，我国的公共卫生社会工作起步相对较晚且发展速度较为缓慢，与西方公共卫生社会工作在整体上仍然存在巨大差距。当前，社会工作介入突发公共卫生事件的实践虽已取得一定成效，但社会工作在疫情防控中的总体参与度及其所发挥的作用仍然十分有限；社会工作尚未被嵌入公共卫生应急治理体系中，当多部门联合行动时，人们对社会工作的地位与角色的认识尚不明晰，社会工作在介入公共卫生事件、参与社会公共治理方面仍然存在许多困境。公共卫生社会工作的本土化发展路径、总体工作范式与实践机制应是下一步学界重点关注的研究方向。与此同时，结合中国特色社会主义政治背景与社会工作独有的实践发展脉络，建构一个系统化、科学化、专业化的公共卫生社会工作模式的必要性不言而喻。进一步而言，公共卫生社会工作者的行动对于社会治理也有着不可忽视的影响，因而如何在更高层面上建构一个可以将社会工作也纳入其中的中国特色公共卫生社会治理体系尤为重要。此外，在当下的公共卫生社会工作发展中，关于社会工作教育体系、理论与知识体系构建的研究依然略显不足，公共卫生社会工作只有走上职业化、专业化的发展道路，才能进一步发挥其作用，在更多领域内彰显优势。从我国的政体出发，未来社会工作究竟如何才能在公共卫生治理中真正实现有效参与，摆脱边缘性角色刻板印象，发挥专业优势，依然是有待学者们深入探索的问题。

第二章 公共卫生社会工作的理论框架、实务模式与本土取向[①]

徐选国　刘　莹　王艳红

摘　要：新冠疫情的全球性暴发既凸显出国家治理体系和治理能力现代化的紧迫性，也为公共卫生社会工作的参与提供了前所未有的介入空间。美国公共卫生社会工作的核心议题、理论框架和实务模式，可以为社会工作介入我国特大公共卫生事件提供经验参考。同时，本文结合上海新途社区健康促进社多年来在社区健康促进方面的专业实践和成效，反思性地检视了国内公共卫生社会工作在实践探索、理论发展、政策建构方面存在的限度。最后，我们结合本土实际，以"社区为本"取向初步阐释我国公共卫生社会工作的理论含义与实务体系。基于 2020 年全球性重大突发公共卫生事件的现实，中国社会工作应积极参与解决全球问题并贡献中国方案。

关键词：公共卫生社会工作；健康平等；社区为本；本土实践

第一节　问题提出

新冠疫情带来了多重社会政治风险和全球性治理危机。在疫情防控中，一些关乎生命安全、民生保障、社会治理等方面的根本性问题没有得到及时重视。例如，应急预案不全，没有关注到居民的日常生活和不同类型特殊群体的需要，导致很多居民的基本需求得不到保障。这说明社会支持不足，导致防疫过程中弱势群体的权益得不到保障，医护工作者、社区工作者、公众存在心理和社会支持不足的问

---

① 原文刊于《社会建设》2020 年第 3 期，收入本书时略有删节。

题。应急预案和防控体系尚不健全，社会工作力量未作为一支制度化专业力量被纳入其中。虽然中国社会工作教育和实务力量及时参与到疫情防控中，但只是呈现出边缘化行动的特征，其所能发挥作用的空间较小，部分地区社会工作者主要负责上门排查、测量体温、为隔离居民送生活物资等任务，社会工作的专业优势并未得到积极发挥。社会工作在应对类似突发公共卫生事件时应该发挥什么优势，采取哪些专业行动？这在国内既往的社会工作实践中难以找到可供参考的经验。鉴于此，我们尝试从美国的实践经验中寻找一些可能的参考。据了解，美国目前60万社会工作者中大约有50%在公共卫生领域和其他健康领域内工作，公共卫生与社会工作相结合的实践的持续时间已经超过了一个世纪（Betty J，Ruth B J，and Marshall J W，2017）；同时，公共卫生社会工作也成为应对美国社会工作大挑战的重要尝试（Cederbaum et al.，2019）。本章主要对美国公共卫生社会工作的核心议题、理论框架、实践模式等进行梳理和呈现，并结合国内专业社会工作机构参与社区健康促进和介入新冠疫情防控的实践经验，尝试建构符合实际的本土公共卫生社会工作理论与实务发展取向。

第二节 公共卫生社会工作的理论框架与实务模式：美国的探索

20世纪初，以简·亚当斯（Jane Addams）为代表的社会改革者的研究理论和实践为社会工作参与公共卫生和健康奠定了基础，推动了社会工作与社区卫生、公共卫生护理、职业卫生和环境卫生等方面的结合。同时，医学科学的日趋成熟和社会改革者的努力推动了现代公共卫生体系的建立，使得美国现代公共卫生的起源与社会工作的起源几乎同步。这表明，美国公共卫生与社会工作的结合已经有超过一个世纪的历史。1996 年，一批公共卫生社会工作者共同确定了公共卫生社会工作的定义：公共卫生社会工作主要是在公共机构或私人机构内履行公共卫生的核心职能，其实践侧重于干预策略，以增强社区、家庭的功能，提高个人的健康水平，增进个人的福祉，并最大限度地减少残疾并使之制度化（institutionalization）。

一、 公共卫生社会工作的主要议题

公共卫生社会工作者可以在公共卫生各领域内工作，例如健康、预防肥胖、体育锻炼和戒烟等。公共卫生领域已扩大到解决对社会工作而言同样十分重要的问题，例如家庭暴力等重大公共卫生问题。因此，公共卫生社会工作关注的核心议题主要包括：缩小弱势群体与其他群体的健康差距，促进社会、经济与环境正义，改善公众健康状况。

个体和更大范围人群的整体健康状况取决于多种因素，包括广泛的社会、经济、文化、健康和环境因素，以及个人行为等。美国的部分政策和高质量的医疗服务对弱势群体来说难以获得，导致社会、经济和环境不平等，而社会、经济和环境不平等是健康状况差异的决定性因素。因此，公共卫生社会工作旨在促进变革，从而建设一个更加公正的社会。有研究表明，人们在种族、性别、社会经济地位，教育、就业或保险状况，残疾状况和生活地区，以及疾病筛查、发病率、死亡率、存活率和治疗等方面存在明显差异。从婴儿死亡率（IM）、低出生体重（LBW）和孕产妇死亡率三个重要的母婴健康状况指标可以看出，种族健康差异特别明显。例如：2007 年，非裔美国人的婴儿死亡率是白人婴儿的 2.4 倍（Martin J A et al.，2008）；非西班牙裔非裔美国人的低出生体重率为 14.0%，几乎是 2006 年非西班牙裔白人美国人（7.3%）的 2 倍（Martin J A et al.，2008）。

此外，健康差异还与社会经济地位相关。社会经济地位越低，健康状况可能越差。斯特林吉尼等（Stringhini et al.，2010）的研究发现，健康行为和健康水平可以部分地（不能完全地）解释社会经济地位效应，与饮食、身体活动和饮酒有关的不良健康行为也部分与环境压力有关，但可能因个体的社会经济地位低下而加剧。同时，地区之间的健康差异也很普遍，通常与种族和社会经济地位有关。例如，美国许多低收入的有色人种社区出现了食物沙漠，即难以获得健康食物。世界卫生组织认识到，世界范围内广泛存在着健康不平等现象，于2005年成立了健康问题社会决定因素委员会（CSDH）。该委员会发现，健康差距关乎社会正义，这不仅是由政策不平等导致的，还与不平等造成的权力和财富分配不均有关。该委员会在其报告中提出了三项缩小健康差距的行动原则：一是改善日常生活条件，包括人们的出生、成长、生活、工作条件；二是解决日常生活条件的结构性驱动因素在全球、全国和地方层面造成的权力、金钱和资源分配不均等问题；三是界定问题、评估行为、扩大知识基础，培养一支受过健康社会决定因素培训的社会工作者队伍，提高公众对健康社会决定因素的认识。依据这些行动原则，公共卫生社会工作者成功地倡导了公共政策的改变，以改善人口的健康状况，特别是弱势群体的健康状况，辨析了导致健康差距的社会因素和经济因素，并推动了健康差距的缩小。例如，美国《1989年综合预算调整法》提出的医疗补助措施与国家儿童健康保险计划（SCHIP），共同作为促进社会和经济正义的政策范例。同时，改变财政资源的分配和促进社会公正的行动也将缩小弱势群体与其他社会阶层的健康差距（Mcginnis J M，Williams-Russo P，and Knickman J R，2002），社会工作专业强烈支持实现经济正义。美国社会工作者协会坚持倡导有助于经济正义的公共政策，并就贫困问题和人人享有健康照顾的权利展开广泛宣传。可见，实现社会、经济与环境正义是公共卫生社会工作领域的重要价值目标，这种价值目标不断影响着美国社会原有的价值体系。

目前，美国公共卫生社会工作实践已经逐渐扩展到对灾害预防、恐怖主义、战争、疾病、气候变化、压迫和社会正义等全球性问题的关注。此外，为移民和难民提供服务、与生殖无关的男女保健，城市和农村的安全、拥挤问题以及社会和人身隔离等问题，都属于公共卫生社会工作的实践领域。总体看来，美国公共卫生社会工作者更多的是在人口层面上开展工作，通过初级预防干预策略，从根源上解决这些健康问题。他们以专业知识为基础，以"人在情境中"为导向，将影响健康的行为、社会和环境等决定性因素纳入公共卫生的干预策略中。

二、 公共卫生社会工作的理论框架

温斯洛（Winslow）将公共卫生定义为"预防疾病、延长寿命和促进身体健康的科学和艺术"，通过"有组织地开展社区工作，促进环境卫生、控制社区感染、个人卫生原则教育"和"为疾病的早期诊断和预防性治疗开展医疗和护理服务"。他进一步指出，公共卫生的使命是"实现社会利益，确保人们拥有健康生活的环境"，其实质是"组织社区力量预防疾病、促进健康"（Sehneider R and Jane M，2006）。公共卫生范式主要由流行病学和统计学、生物医学和环境科学、卫生政策和管理等相关学科组成。细菌理论和细菌学通过将疾病与特定微生物联系起来，赋予公共卫生范式以合法性，并最终促进了流行病学的出现（Kunitz S J，2007）。流行病学是公共卫生范式的核心，通常被视为公共卫生的基础学科，其主要目标是确定新疾病的成因并提供预防机制，以阻止疾病的传播。从流行病学和统计学基础学科中发展出的"风险因素"概念，强调疾病是在社会中而不是在个人中形成的，为了全部人口的健康，人们需要控制越轨行为（Lupton D，2012）。第二次世界大战后，公共卫生范式朝着健康生活方式的制度化方向转变，其中个人行为成为寻求预防和控制疾病的主要目标（Solomon S G，Murard L，and Zylberman P，2008）。从社会工作视角出发，笔者从以下方面呈现公共卫生社会工作的理论框架。

1. 认识论：实证主义与社会建构主义

公共卫生社会工作包括实证主义和社会建构主义两大认识论。其中，实证主义认识论强调知识生产、客观真理皆以线性因果关系为指导，认为知识只能从外部世界获得。在此基础上，它将社会视为调查对象，寻找因果关系，运用科学的分析方法获得知识。实证主义认识论高度依赖统计学，主要通过流行病学统计数据来计算风险、分析因果关系，进而为制定和维持健康标准提供指导和建议。实证主义认为，专家的阐释和观点较为可靠，且专业知识可以通过许可和条例合法化来加强（Delvecchio G M-J，2004）。而社会建构主义认识论则将意义和知识视为在我们与世界的互动中实现的事物，认为意义和真理是被建构的，而不是被发现的。这可能导致不同的人以不同的方式来表达意义和真理，即使面对同一现象时也是如此（Crotty M，1998）。基于此，一些学者描述了知识如何在社会化过程中被社会建构和具体化。他们指出，知识"取决于人类的实践，是人们在与世界的相互作用中建构出来的，并且是在实质的社会环境中发展和传播的"（Light D W，Berger P L，and Luckmann T，1967）。可见，实证主义和社会建构主义为公共卫生社会工作认识人与世界提供了两种相互区别又相互补充的认识论基础。

2. 健康观：流行病学和健康社会决定因素

公共卫生社会工作在很大程度上依赖于流行病学，研究人群中疾病的分布及其决定因素，以确定是否应将某种疾病视为与公共卫生有关。流行病学研究的一个重点是确定影响健康和福祉的决定性因素，如世界卫生组织将健康社会决定因素称为人们出生、成长、生活、工作和衰老的环境，以及为治疗疾病而建立的系统。这些环境反过来又受到一系列更广泛的力量如经济、社会政策与政治的影响。美国疾病预防控制中心进一步指出，复杂、协作且重叠的社会结构和经济体系是造成绝大多数健康领域不公现象的主要原因。这些社会结构和经济系统包括社会环境、物理环境、健康服务和社会结构功能等因素，而健康社会决定因素受到社区、国家乃至全世界的金钱、权力和资源分配情况的影响。

目前，公共卫生采取了跨学科的方法，它假定通过确定疾病发生的原因可以找到预防这些疾病的正确策略。该方法涵盖了诸多专业领域，主要由护理学和流行病学主导。公共卫生社会工作通过一些步骤来处理健康问题，包括定义健康问题、确定相关的风险因素、制定和测试社区层面的干预、控制对公众健康的威胁、实施干预措施，改善人口健康状况、加以监测来确定其有效性（Sehneider R and Jane M，2006）。公共卫生社会工作假定健康促进和疾病预防是实现其目标的适当方法（Gebbie K M，1998）。拉普顿（Lupton D，2012）认为，公众对其行为加以控制，可以减少疾病的发生，并促进其健康水平提高，比如吸烟、酗酒、不健康的营养习惯和久坐等习惯的改善就依赖于个人主观意愿的改变。

政策干预策略和获得优质医疗服务的机会同样是影响健康的重要因素。公共卫生政策涉及健康促进和疾病预防，一些阻止吸烟的预防政策禁止人们在工作场所内吸烟，旨在保护其他人免受二手烟的危害。系统障碍和制度障碍限制了人们特别是低收入群体和少数民族家庭获得医疗保健的机会。其中，系统障碍包括服务能力不足，而制度障碍包括组织和护理供给等方面的问题（Dai D J，2010）。此外，种族和语言也可能导致医疗保健方面的差异（Weech-Maldonado R et al.，2003）。这表明，个体所处环境和生活条件所涉及的各个方面均会影响一个人的健康状况和生活质量，对健康社会决定因素进行干预是实现健康的根本保证。

3. 实践观：个人行为改变、环境改善和整合性生态视角

根据公共卫生范式提倡的健康观，公共卫生社会工作实践的作用集中在那些直接受到疾病影响或有疾病风险的人群。公共卫生社会工作实践的任务是鼓励与社会工作的治疗性或反身性观点相一致的个性化干预策略，而较少致力于解决结构性问题，旨在维护社会秩序（Ashcroft R，2014）。从这个角度来看，公共卫生社会工作主要是采取预防策略，旨在通过使用风险评估来抑制不良的个人行为并识别潜在风险。公共卫生社会工作理论提出了一个假设，实现健康的最有效手段是通过促进健康和预防疾病来鼓励个人采取与公共卫生所倡导的健康观相一致的行为和生活方式。其中，环境威胁、生活方式和个人行为是公共卫生社会工作的主要关注点。

个人行为改变，主要是通过干预或介入尽可能减少不良生活方式，以实现疾病预防和健康促进。个人行为改变受社会影响理论的影响，这些社会影响主要有三种基本形式：认知改变，即信念和观点的改变；情感改变，即对特定事物评价的改变；行为改变，即对环境的外显行为的改变。个人行为改变反映了认知、情感和行为方面的转变（Stokols D，1996）。但需要注意的是，与健康差距相类似，个人行为

改变也会受到社会经济地位、文化、心理和行为动力的制约。

公共卫生领域的社会工作以"人在情境中"为导向，因此环境改善视角主要聚焦于不健康或不安全的物质和社会环境的改善。运用该视角进行观察，可以使人们对有促进或阻碍作用的情境因素有更全面的了解，使人们意识到物质和社会环境对他们的潜在影响，并借此实现疾病预防和健康促进。相较于个人行为改变视角，环境改善视角的范围更加广泛，它并非针对个人，而是试图涵盖所有人。但是，环境改善视角同样受到多种因素的限制，比如过于聚焦而忽略与其他维度的联系，过于关注不同的人口学特征对环境的应对差异等。

整合性生态视角是一种宽泛的、概括性的理论视角，是不同研究领域之间的桥梁。整合性生态视角关注不同维度（环境与人类行为和健康）之间的关联。它有两个核心主题：一是涵盖物质、社会和文化等不同维度，对多种健康结果（身体健康状况等）产生影响；二是健康受到环境和个人属性的影响，包括遗传、心理倾向和行为模式等（Wilkinson D S，Rounds K A，and Copeland V C，2002）。整合性生态视角强调情境与个人间的动态因素，而不仅仅关注环境、生物或行为决定因素。此外，整合性生态视角还关注不同时空场域中环境间的相互依存性以及环境与生活之间的联系。在干预策略上，它采取跨学科的方式，整合了公共卫生领域中以社区为本的疾病预防策略与医学领域中个人取向的疾病治疗策略，致力于通过人与环境的互动来促进个人和群体健康行为的养成。

三、公共卫生社会工作的实务模式

1. 公共卫生社会工作在实践中的通用方法

健全的社会工作、公共卫生干预和政策都是"证据为本"导向的，这需要对计划和政策进行强有力的研究和评估。公共卫生社会工作使用较多的三大方法包括社区评估、社会流行病学和地理信息系统（GIS）。其中，社区评估是一种确定社区发展优势和弱点的方法，由社区成员参与设计、实施和分析从评估中收集的信息。评估有助于消除服务方面的问题和差距，以便社区和专业人员能够倡导改进现有方案，制定新的政策、计划。全面的社区评估使用各种方法来获取数据并进行分析，这些方法包括社区调查、健康影响评估、对社区领导访谈和市政厅会议等（Lorraine T and Quigley R，2002）。接受过培训的公共卫生社会工作者能够提供有关健康和疾病的社会背景的见解，有助于进行公共卫生评估；他们还可以与其他专业人员合作，将社会理解应用于针对社区评估而制定的干预方案中（Lorraine T and Quigley R，2002）。例如，他们在参加儿童死亡审查小组时提供了"人在情境中"的视角。社会流行病学关注社会因素对人口健康和疾病分布的影响，研究社会变量对其他已知和可接受的影响社区健康状况的生物学和行为因素的作用（Oakes J M and Kaufman J S，2006）。社会流行病学是一种研究方法，主要使用定量数据来确定健康社会决定因素。林奇和卡普兰运用社会流行病学研究方法来更好地理解社会经济地位对健康的影响，他们将生命历程视角纳入其中，建立了理论模型来解释这些影响，考虑了广泛的条件和状况，并讨论了社会经济地位变化对健康影响的机制（Lynch J and Kaplan G，2000）。地理信息系统通过数据管理和软件系统，绘制从邻里到世界范围内的比例尺信息。例如，社会工作者可以对有关人群的分布、流动趋势、服务、集群等进行空间分析。总之，社区评估、社会流行病学和地理信息系统是清楚识别社区健康状况和受歧视的社会、物理环境因素的重要工具。使用这些方法收集信息，公共卫生社会工作者和其他公共卫生专业人员可以共同行动，不断提高公众的生活质量。

2. 公共卫生社会工作的实务模式

在实践中，公共卫生范式制定的预防策略分为三类：初级预防往往是公共卫生采取的基本做法，目的是避免不良事件发生在普通人中；二级预防被视为范围较窄，旨在识别和干预人口中高危人群的行为；对于少数受疾病或伤害影响的个体，三级预防往往试图阻止疾病向更多人传播（Gebbie K M，1998；Sexton K，2006）。初级预防策略是当代公共卫生范式所倡导的主要干预方式。图2-1以艾滋病的公共卫生危机干预为例，展示了社会工作实践的三个维度与预防的三个层次的交叉关系，可以较好地说明公共卫生社会工作在微观、中观、宏观层面上的介入实践和预防体系组成情况。

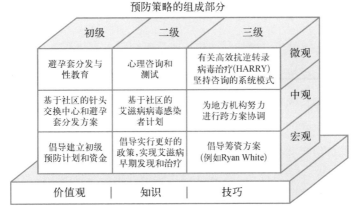

图2-1　以艾滋病干预为例的公共卫生社会工作实务模式
（资料来源：Sable M R, Schild D R, and Aaron J H, 2006）

（1）初级预防。微观层面，公共卫生社会工作者的主要干预策略包括在诊所里分发避孕用品、为感染艾滋病病毒的妇女提供健康和计划生育方面的咨询服务等。中观层面，公共卫生社会工作者进行"社区为本"导向的计划，主要是通过安全更换针头和分发避孕套来预防疾病传播。宏观层面，由于换针一直是艾滋病病毒引发争议的初级预防干预策略，因此公共卫生社会工作者一直在倡导联邦、州和地方政府允许这种策略的实施。

（2）二级预防。外展和早期干预服务对于满足未得到治疗的艾滋病病毒感染者的需求特别重要。微观层面，许多公共卫生社会工作者在医院、地方卫生部门和以社区为基础的项目中工作，提供有关艾滋病的心理咨询和测试服务。中观层面，"积极启动计划"为社区艾滋病机构和惩教署提供了重要平台。该计划针对即将释放的艾滋病病毒感染者，通过在获释后为个案提供转介服务，并在他们重返社会时进行预防教育，以此与案主建立联系。宏观层面，公共卫生社会工作者致力于改善针对艾滋病病毒感染者的歧视性政策（如就业政策、住房政策等）。

（3）三级预防。微观层面包括通过医疗服务直接服务于个案、确保资源供给促进健康（如住房和食品券等支持服务）、为艾滋病病毒感染者咨询传染病专家或以艾滋病为重点的医生提供转诊和支付援助。中观层面的干预主要是进行项目管理，帮助艾滋病病毒感染者获得并维持稳定和高质量的住房。宏观层面主要是开展与政策有关的研究和倡导工作，以推动与艾滋病病毒感染者相关的政策得以改善。

3. 公共卫生社会工作的实践场域

公共卫生社会工作实践是一个正在成长的领域，社会工作者在公共卫生的各个层面开展工作。公共卫生社会工作者的实践场域反映了公共卫生与社会工作之间的伙伴关系。公共机构和私人机构都为公共卫生社会工作提供了实践场域。公共机构包括联邦公共卫生机构、州和地方卫生部门。在政府中，公共卫生社会工作者通常负责各种决策和计划。例如，美国国际开发署（USAID）是一个联邦政府机构。它支持长期和公平的经济增长，通过支持经济增长、农业和贸易，支持全球卫生，促进美国的人道主义援助。联邦一级的公共卫生社会工作者制定和管理政策执行条例，管理和监督捐款，提供培训，进行研究，利用研究结果为"证据为本"的干预提供信息。他们还担任整笔拨款资助的州计划的联络人、州和地方卫生部门及其他公共卫生机构之间的中介人，负责管理联邦流动资金。在地方一级的公共卫生部门和私人非营利性机构中，公共卫生社会工作者提出并实施计划，为特定人群提供个案管理、上门探访、移民健康服务、艾滋病咨询和检测等直接服务，为老年人提供量血压和其他健康服务。此外，公共卫生社会工作者也在社区和移民保健中心工作。非营利性机构，如家庭暴力避难所、艾滋病组织及其他已建立的机构（包括基督教青年会、基督教女青年会等），也普遍雇用公共卫生社会工作者。通常，非营利性机构是为了提供政府制度法规所限制或缺失的服务，例如为流产者提供咨询服务。随着社会和经济状况的变化以及疾病的出现，公共卫生社会工作者关注的领域也会发生变化。

第三节　公共卫生社会工作的国内探索：
上海新途社区健康促进社的实践

前述对美国公共卫生社会工作的经验回顾表明，不仅在突发公共卫生事件预防、控制、治疗、预后等方面需要公共卫生工作者和专业社会工作者紧密合作，而且在日常的慢性病管理、影响健康的相关因素的干预和治疗等方面也需要公共卫生社会工作。社会工作以人为本的核心宗旨表明，消除健康限制因素，促进健康平等，进而实现更大意义上的社会、经济和环境正义，是公共卫生社会工作的题中应有之义。那么，国内有无相似的探索实践呢？

上海新途社区健康促进社（以下简称"新途"）于 2006 年在上海注册，是一家专业从事社区健康促进和社区能力建设，以促进人群健康和互助社区建设的专业社会组织。新途将"在宜居、和谐、繁荣的社区中，人人都享有健康而富有意义的生活"作为机构愿景，将"通过对社区服务机构开展能力建设，促进社区成员尤其是弱势群体的健康与发展"作为机构使命，以"平等、协作、参与、赋权"为价值观导向，将"倡导公平、高效的卫生政策，推动家庭为本、社区为基、预防为先的社区健康服务，为人群健康问题提供综合解决方案"作为机构目标。过去十几年来，新途从事的专业实践包括：以预防为主的社区健康促进；以家庭为中心开展社区服务；以生活馆模式实践社区发展；组建会员（患者）互助俱乐部，促进自我健康管理；等等。

可见，新途的实践理念符合公共卫生社会工作的议题，即：注重促进个人、家庭、群体和社区形成积极健康的生活方式；改善环境以防范风险发生；强化和增进社会福祉，并提供社会支持来预防健康威胁、减少疾病；通过有组织的社区行动促进健康，改善环境卫生、控制传染病、进行个人卫生教育，为疾病的早期诊断和预防组织医学、护理服务，使每个公民都能在社会发展中享有与生俱来的健康权利。本章结合新途多年来在社区健康促进和参与新冠疫情防控方面的经验，尝试呈现本土公共卫生社会工作的实践图景。

一、社区健康促进：回应弱势群体最脆弱的需求

围绕社区健康议题，新途逐渐打造出七个公益品牌，每个品牌各有侧重，聚焦于多个领域的不同议题，但都与社区弱势群体的健康促进相关。其服务范围涉及社区健康营造、健康生活方式形成与慢性病

预防、老年人失能预防、流动人口社会融合与健康促进、精神健康促进与压力管理、残障人士社区康复与社区融合等领域，服务对象涵盖流动人口、慢性病高发人群、老年人、残障人士等弱势群体。为了清晰地呈现新途"七大品牌"针对人群和重点服务内容等要素，笔者结合新途的实践进行了梳理，具体内容如表2-1所示。

表2-1　新途"七大品牌"一览表

品牌名称	针对人群	重点服务内容
轻引力（原名"常青藤"）	主要为慢性病高发人群提供预防综合解决方案	紧急情况时的救护、定期体检、健康知识宣传教育、安全用药指导和慢性病的长期护理等
咏年楼	主要为存在潜在失能风险的老年人建立，是以失能预防为核心的长期照料系统	从预防跌倒、预防失智、预防忽视和预防虐待等方面提升老年人独立生活和自我保健的能力，增强家庭的互助服务能力
新市民	建立基于社区的社会支持系统来促进流动人口的健康，服务对象多为流动人口及其家庭	坚持平等、尊重、发展、关爱，缔造互助社区，促进社会融合，在儿童卫生健康、孕期母婴保健、家暴预防、两性健康、传染性疾病预防、社会适应等方面提供专业服务
斯迪克	聚焦于残障人士及其家属的社区康复和社区参与	以平等、尊重、赋权为核心价值观，回应该群体的健康干预、辅具服务、康复服务、家属心理支持和照护支持等需求
清心驿站	致力于精神健康干预，服务对象多为职业人士和产业工人	为该群体提供心理咨询与压力疏解、情感咨询与性教育、惯习改变、就业辅导、精神类疾病的咨询诊疗等服务

品牌名称	针对人群	重点服务内容
清晰视界	起始于农村人员视力矫正，动员社区自身力量，为全人群尤其是弱势群体打造一个"清晰视界"	通过与眼科医院合作，致力于在卫生系统之外建立一个可持续的社区视力筛查和转诊网络
宜立方	以全体社区居民为服务对象，以社区营造为主题，以公共空间为依托，培育社区力量，推动社区发展	促进环境改善和社区参与，促进公共空间改造、社区议题解决等，使人人都可以在一个繁荣、活跃、可持续的社区里享有健康快乐的生活

另外，在此次新冠疫情防控中，新途积极响应地方党委、政府和行业协会的号召，发挥其前期经验优势，针对社区特殊重点人群开展了两个专项服务行动：一是伴你同行——社区精神障碍患者家庭支持行动；二是云四堂·爱在线——农村老年人支持行动。其中，伴你同行——社区精神障碍患者家庭支持行动主要是回应疫情中精神障碍患者及其家庭的种种需求。对患者来说，生理上，他们生活不规律，疏懒退缩、日夜颠倒，对长期在家感到厌倦，总想出门；心理上，他们情绪不稳定，表现出焦虑、压抑、紧张、孤独感，过度担心被感染而疑心较重，甚至不敢就医配药，也不吃药，影响了对本身精神障碍的治疗。对患者家属来说，最大的需求是患者的精神障碍能得到持续治疗，尤其是疫情期间的吃药配药需求，还担忧疫情流行期间配药是否存在感染风险。云四堂·爱在线——农村老年人支持行动为上海市奉贤农村老年人提供了守望互助的线上平台，主要关注疫情防控期间农村老年人的迫切需求。心理上，老年人对疫情充满担忧，内心恐慌、焦虑，部分独居老年人长期在家产生强烈的孤独感，需要情绪疏导和

心理支持；生活上，老年人日常药物储备缺乏，配药就医困难，需线上问诊或送药上门服务；此外，独居老年人在家无人照顾，助餐服务暂停后，物资采购困难等问题都需要及时加以回应。

二、 以家庭为本、以社区为基、以预防为先、以案主为中心的健康促进服务体系

十几年来，新途摸索并形成了以"健康主题生活馆—社区健康大使—患者俱乐部—家庭支持"为核心的四位一体社区健康服务体系，通过坚持以家庭为本、以社区为基、以预防为先、以案主为中心的核心原则，探索服务对象健康问题的综合解决方案。该服务体系具有四个核心特征：一是以生活馆模式实践社区发展；二是整合社区资源，组建健康大使团队；三是注重激发患者及其家属的主体性，组建患者或家属互助俱乐部，以促进自我健康管理并形成照护互助体系；四是以家庭为本开展社区服务，满足家庭需求。

四位一体的社区健康服务体系涵盖了新途的各个公益品牌。以"轻引力"为例，东明街道生活馆作为"轻引力"的健康特色场馆，是在社区参与式管理模式下，以健康为主题的社区生活空间营造场所，为社区成员践行健康生活方式提供了资源和平台。该场馆既发挥了健康资源中心的作用，又发挥了俱乐部和健康大使培训基地的作用。东明街道生活馆的馆长金女士作为健康大使的代表，积极招募人员，组建健康大使团队，成立了基于各种社区需求的俱乐部，带领健康大使和俱乐部成员定期交流，形成了同伴支持网络，做好健康自我管理，吸引了更多的老年人来到生活馆，携手打造温暖互助的爱心家园。俱乐部成员多为高血压、糖尿病、癌症等慢性病患者。俱乐部除了开展丰富的日常学习交流活动外，也积极参与社区资源的筹集。例

如，在每年的高血压日、糖尿病日等健康主题日开展慈善行动倡导活动，呼吁社会关注并面向公众筹集善款，用于社区俱乐部的发展。家庭医生服务项目的实施，主要由家庭顾问和健康大使组建的志愿者队伍发挥网络联结作用，提供健康教育、疾病筛查、健康档案建立、慢性病访视指导和个案咨询等工作，将服务传递到家庭。

面对此次疫情，新途形成了"在线健康支援—在线社会支援—在线生活支援"服务模式。其中，在线健康支援将社群活动、智能/可穿戴设备、在线服务相结合，提供在线健康自测、送药上门、网络问诊、危机干预等健康促进服务。在线社会支援将社群活动、社交、打卡相结合，通过每日社群话题、每周社群线上活动、居家运动直播间＋打卡分享、居家营养膳食分享、微课/短视频分享等途径，提供在线社会支援。在线生活支援主要为特定人群提供家庭生活辅助服务，志愿者通过电话、视频探访，了解服务对象的需求，提供在线订餐、无接触送餐、买菜递送、菜园子共享等服务。新途发起了两项疫情防控行动。其中，伴你同行——社区精神障碍患者家庭支持行动搭建了家属互助平台，该平台作为链接和服务患者的渠道，以微信、电话等线上沟通方式为媒介，为精神障碍患者家庭提供服药指导、心理支持、危机介入、日常护理（如睡眠、饮食、运动）等方面的服务。这一行动衍生出阳光家园线上服务计划——守望互助平台，该平台采用每天健康打卡、每日防疫传递、每天智慧热线、每月社会工作者工作坊等多种形式，使学员完成话题收集、任务认领、打卡分享、积分评选等任务，为服务对象提供服药指导、心理支持、危机介入、日常护理（如睡眠、饮食、运动）等方面的服务。在云四堂·爱在线——农村老年人支持行动中，社会工作者以微信群和公众号为媒介，采用社群线上活动、微课、直播、打卡分享的形式，开展了以云饭堂、云课堂、云学堂、攻疫行动等为内容的线上服务，满足了老年群体健康、文娱、自理的需求。对于特殊群体（如精神障碍患者、慢性病患者、残障人士、独居老人等），社会工作者还额外提供了就医配药、餐食配送、菜园子共享等服务，致力于满足郊区老年人的日常生活需求，帮助老年人尽可能长时间地保持健康、积极的生活方式。

三、 实现了从健康促进、健康平等到更广泛的社会公平的推进

从总体上来看，新途社会工作介入公共卫生领域的实践使健康促进中的社区参与得以增加，构建了服务使用者导向的卫生服务体系，推动健康照顾服务进了家庭，有助于积极改变弱势群体的健康不平等现状。在个人层面和家庭层面，新途增进、保持和维护弱势群体健康状态的能力得到提升；在组织层面，新途为服务对象提供了更可及、更可支付、更高质量、以人为中心的健康服务；在社区层面，居民关系得到重构，社区行动力得以提升，社会资本也随之增加；在更加宏观的社会层面，新途的实践使健康政策更加公平、服务体系更加高效、社会治理效能更加显著。这些做法是迈向共享发展和社会公平正义的有力实践。

从具体服务项目来看，"轻引力"品牌提供了基于社区面向家庭的慢性病预防综合解决方案，为慢性病患者及其家属提供了专业化服务和健康生活方式指导；"咏年楼"品牌促进了以预防失能为核心的社区长期照料系统的建立；"新市民"品牌以社会融合促进了流动人口家庭健康；"斯迪克"品牌协力构建了以家庭为本的残疾人社区康复综合性支持系统；"清心驿站"品牌依托压力管理中心实现了职业人士的精神健康促进；"清晰视界"品牌在医疗卫生系统之外建立了一个可持续的社区视力筛查和转诊网络；"宜立方"品牌依托社区公

共空间培育社区力量，推动了社区发展，促进了人群的健康。

此外，在此次疫情行动中，伴你同行——社区精神障碍患者家庭支持行动缓解了疫情防控期间精神障碍患者及其家属的紧张焦虑情绪，解决了有药物需求时配药难的问题；云四堂·爱在线——农村老年人支持行动解决了普通老年群体的健康照顾不足、文娱活动较少、难以自理的问题，以及帮助特殊弱势群体（如残障人士、独居老人等）解决了医疗、日常生活上的困难，进而实现了帮助农村老年人保持健康、预防疾病的预期目标。

第四节　以社区为本：公共卫生社会工作
理论与实践的本土取向

由 2020 年新冠疫情可以看出个体与国家、全球联系的紧密性。该公共卫生事件表明，地方治理、国家治理与全球治理之间具有内在的联系，印证了习近平总书记关于国家治理体系和治理能力现代化，以及人类命运共同体构建等重大理论命题的重要性与紧迫性。本章将社会工作纳入突发公共卫生事件、常规性健康促进等议题中进行思考，呈现了以美国为代表的公共卫生社会工作所关注的核心议题、理论框架和实务模式，并介绍了国内社会工作参与社区健康促进和参与此次重大疫情防控的个案经验。然而，不得不指出的是，美国公共卫生社会工作在常规性健康议题介入方面已经非常成熟，非常具有系统性，也非常深入，但是其在突发公共危机事件介入中的理论和实务模式尚不能被直接移植或套用于中国语境中。国内以上海新途专业社会服务机构为代表从事健康促进的实践已经具有一定的体系化程度，但对于其本土化实践的理论生产和提炼还有很大空间，这与国内社会工作介入健康领域，或者说公共卫生社会工作的实践与研究均处于起步阶段密切相关。

结合 2020 年重大疫情中社会工作的介入状况，笔者尝试提出一种以社区为本的本土化公共卫生社会工作理论与实践取向，这种取向的社会工作应具有以下内涵和特征。

第一，以新冠疫情重大突发公共卫生事件为契机，加快建立社区、社会组织和社会工作"三社联动"社区治理机制，优化党建引领下的政社分工与合作体制机制。

此次重大疫情防控实践折射出基层治理常态化情境与非常态化情境中的治理模式和治理水平，现实中普遍存在常态化阶段的治理无效与非常态化事件发生后治理失灵的现象。在常态化情境中形成有效的治理模式，将有助于基层在突发事件发生时进行有效治理。笔者认为，基层治理应该尽快构建常态化与非常态化相结合的突发公共卫生事件防控体制机制，这种体制机制应将社区治理作为核心构成要素。在本次疫情防控过程中，民政部、国家卫生健康委员会积极推动"三社联动"社区防控治理机制，但在实践中社区、社会组织与社会工作依然难以有效联动，原因在于缺乏一个根本前提，即谁作为关键主体来撬动社区与社会组织、专业社会工作的联动。在实践中，原本就缺乏社会组织和社会工作参与的社区，在此次疫情防控中自然很难有社会组织和社会工作力量协同参与。基于此，笔者认为，无论是常态化的社区治理，还是非常态化的应急体系，都需要形成以党建为核心引领的政社分工与合作体制机制，保证"三社联动"机制真正运转起来。同时，结合互联网、人工智能和大数据优势，以社区空间为单元进行智慧社区建设①，提高基层社会治理的法治化、智慧化、社会化

---

① 之所以要以社区空间为单元进行智慧社区建设与治理，是因为目前虚拟网络空间治理还不能完全替代实体化的社区场域治理。实体化的社区场域治理具有中国特色，因为社区是国家治理的基本单元和战略空间；同时其所具有的体制优势和社区信任等要素决定着以社区"熟人网络"为基础的智慧社区治理更具有效性。

和专业化程度，以此作为新时代社会治理创新的重要内容。

第二，将健康的社会性因素纳入社区治理体系中，促进健康平等，加强"人人参与、人人尽责、人人共享"的健康促进社区治理共同体建设。

健康不仅是医学问题，其本身也具有社会性。经济稳定、教育、社会和社区环境、卫生和照护以及邻里环境等因素，在不同程度上影响着社会大众的生存质量和生活幸福感。对于弱势群体来说，经济、教育、卫生照顾等方面的限制导致其健康水平低下，进而产生健康不平等状况。因此，结合此次疫情防控经验，未来应将社区居民在健康状况方面的处境和需求纳入社区治理体系中进行考量，整合社区健康与现有医疗保障制度，注重社会工作与医学、公共卫生等领域的合作，不断创新社区治理机制，鼓励更多的大众参与到社区健康促进实践中，积极消除限制各类群体健康福祉的因素，促进健康平等和社会公平正义，构建以社区为中心场域、"个体—家庭—社区"三位一体的健康促进行动体系，不断建立健全健康促进共同体治理体系。在这方面，新途的实践和经验值得肯定与推广。

第三，加快探索和形成以社区为本的社会工作理论框架，推动微观社会工作与宏观社会工作相结合的整合性公共卫生社会工作实务体系，完善以公众健康为中心的社会服务体系。

在新冠疫情防控中，两大核心阵地是医院和社区，关键在治，基础在防，医院和社区分别发挥着关键性和基础性作用。疫情防控中暴露出社会支持体系的两个方面不足：一是对困难弱势群体的关怀和支持没有及时跟上，尤其是因家人感染、隔离或者死亡而"无力自保"的高龄老人、无人照顾的儿童、身心残障人士等，都是特殊弱势群体，其处境在疫情中会进一步恶化。二是疫情防控中对医护工作者、社区工作者和志愿者、病人及其家属等群体的社会支持、心理关怀缺失，导致防控过程中存在伤医、干扰社区工作者和志愿者进行社区防控的现象。专业社会工作致力于回应特殊困难人群的各类需求，并为医护人员、社区工作者等提供心理—社会支持。此次疫情防控的经验表明，社区在中国不仅是行政意义上的治理单元和地域意义上的居住空间，而且是社会意义上人与人之间赖以生活的公共空间和文化家园，也是风险环境中人们休戚与共的命运共同体。因此，笔者认为，我国公共卫生社会工作应该形成以社区为本的社会工作理论框架，将个人、家庭纳入社区生态系统框架中考量，构建起包括医务社会工作、家庭社会工作、社区社会工作在内的由微观社会工作与宏观社会工作相结合的整合性取向的公共卫生社会工作实务体系，进而不断完善以公众健康为中心的社会保障体系。

第五节　结语

可以说，2020年新冠疫情开启了社会工作介入特大公共卫生事件的全球议程和全球行动。它提示我们不应再局限于某地区、某国家来谈社会工作，而要将社会工作纳入全球性议程中进行思考。由于时间所限，本章未能将美国社会工作在此次新冠疫情防控中的专业介入呈现出来。可以判断，美国公共卫生社会工作在常规性健康促进领域已有长足的发展和知识积累，但是在面对类似此次全球性重大突发公共卫生事件方面的理论和实务体系也可能因为疫情特殊性而需要重新建构或调整。值得一提的是，中国社会工作力量在应对此次新冠疫情时没有过多借助既有的（西方）理论和实务体系，而是立足我国的实际情况进行探索式实践。其中，通过"互联网＋"平台提供专业服务，立足社区、协同基层力量共同关注弱势群体是此次疫情防控中颇具本土特色的两大专业行动。正是在这个意义上，笔者认为，中国社会工作在此次重大疫情中的及时介入和本土参与，可以为全球社会工作参与重大公共卫生事件防疫提供先期经验，这在某种程度上是在为解决全球性问题提供中国方案。笔者相信，未来社会工作的地方化与国际化将成为全球化时代应对风险社会的重要维度。

第三章　专业自觉与体系之外：社会工作介入新冠疫情初期防控的双重逻辑①

徐选国

摘　要：新冠疫情暴发后，迅速引起全国乃至全球的持续关注和行动。作为世界卫生组织认定的"国际关注的突发公共卫生事件"，2020 年出现的重大疫情带来了诸多严重后果和多重社会、政治风险。疫情流行期间，除了政府有关部门、医护人员、基层社区工作者以及慈善力量及时介入之外，专业社会工作者也迅速参与到疫情防控行动中，但由于缺乏有效的风险防控体制机制和应急治理体系，因而专业社会工作的介入处于"体系之外"的尴尬处境中，进一步导致其难以被有效整合到疫情防控体系中，出现了专业孤立和行动边缘化的情形。随着疫情防控工作的推进，我们应积极探索和构建具有整合性治理取向的重大公共卫生事件防控机制和治理体系，切实使社会工作在疫情防控中发挥更为重要的作用。

关键词：重大公共卫生事件；新冠疫情；风险治理；专业社会工作

第一节　问题提出

2020 年 1 月，一场突如其来的新冠疫情暴发。截至 2020 年 1 月 25 日，湖北、广东、浙江等 24 个省（自治区、直辖市）已启动了重大突发公共卫生事件（Public Health Emergency of International Concern，PHEIC）一级响应，涵盖总人口超过 12 亿。一级响应是对

---

① 原文刊于《华东理工大学学报（社会科学版）》2020 年第 2 期，收入本书时略有删节。

危害程度最严重、涉及范围最广的公共卫生事件的响应。世界卫生组织于北京时间 2020 年 1 月 31 日凌晨召开紧急会议，通过研讨，向全球宣布此次新冠疫情已经构成国际关注的突发公共卫生事件。这是自 2009 年以来世界卫生组织宣布的第六次突发公共卫生事件①。自新冠疫情暴发以来，无论是国家还是个体，都将注意力聚焦在这个前所未有的重大事件上，医学领域已有多篇文章见诸国际权威刊物，主要聚焦于此次疫情发生的病理机制、趋势分析等；而散见于国内各大知名刊物、报纸上的专题文章，较多地从人文社会科学的角度对诸多现象进行探讨；对于如何构建重大疫情应急防控体制机制和应急体系等方面的研究则较为匮乏。

此次疫情发生在一个特殊的时空中，正处于中国的春运期间和春节前夕。这个时点决定了疫情在空间上具有较强的扩散性和不确定性。同时，与 2003 年的"非典"事件相比，2020 年疫情暴发后，高水平的互联网发展助推着这次事件无论是在深度上还是广度上都备受瞩目。当然，此次疫情暴发以来，党中央、国务院以及地方各级党委、政府高度重视，积极响应，强有力动员，这种局面是世所罕见的。在此次防控力量中，最及时做出防疫行动的当数医务工作者队伍，其次是广大城乡社区场域中的防控"守门人"——基层社区工作者。另外，公益慈善组织、专业社会工作者、志愿者等都是此次疫情防控的重要参与主体。遗憾的是，这次重大疫情防控体系并未将广大社会组织、专业社会工作者等社会力量纳入疫情防控体系中，民政部、各地民政部门虽然迅速制定了有关文件并发出了通知，但是专业

---

① 此前的五次突发公共卫生事件分别是：2009 年 H1N1 流感大流行、2014 年脊髓灰质炎疫情、2014 年西非埃博拉疫情、2015—2016 年寨卡病毒疫情、2018—2019 年刚果埃博拉疫情。

社会工作等力量在参与此次疫情防控治理中显得十分被动和孤立。不难看出，此次疫情防控体系仍然存在偏重临床医疗视角下的病理学治疗，而相对忽视社会—文化—心理视角下的疫情治理的问题。基于此，本章试图以专业社会工作介入此次重大公共卫生事件实践逻辑为切入点，进一步反思并探索具有整合性治理取向的重大风险防控机制。

第二节　自觉的专业行动：各类人群的需求驱动社会工作及时介入

在网络媒体发达的时代，信息失真所导致的社会恐慌、群体歧视等负面社会问题并未得到有效治理。在谣言与事实之间，广大民众需要一些能接触到的最易相信的人为他们提供真实的信息，以引导良好社会风气的形成。这启发我们，在民间与官方之间形成及时有效的事实确认机制十分必要。正因如此，有学者倡议，国家要成立专家团来辟谣，同时应该有一支强大的专业社会心理服务团队为确诊病人、疑似患者及其家属、医务工作者以及普通民众提供精神慰藉、心理干预和社会支持，否则单方面强调治疗将会导致疫情防控顾此失彼。另外，对于本来就处于弱势地位、因疫情而更加困窘的弱势群体来说，在疫情肆虐期间，他们的处境会变得更加艰难。因此，疫情防控中对弱势群体的社会保障和社会保护尤其不能滞后和缺位。

2003年SARS病毒传播开来后，除了医务工作者的紧急介入之外，专业社会工作力量也在第一时间介入其中，我国香港地区社会工作介入"非典"事件防控取得了宝贵的经验，当时内地社会工作尚未发展起来，所以没有以系统的力量参与。香港地区的防控经验包括：在疫情暴发初期，由于对疫情认识不足，社会工作力量主要是开通线上通道，为广大市民提供心理和情绪咨询服务，并关注一些危机个案；在疫情传播中期，社会工作者展开全面、系统的介入服务，这一阶段社会工作服务已经从线上为主转向线上服务与线下服务相结合；在疫情发展后期，社会需求和弱势群体越来越多元化，因而社会工作的介入需要更加细致和深入，服务涉及对各类困难群体的专业服务（马凤芝，2003）。这些经验对内地社会工作参与疫情防控具有积极的借鉴意义。

实际上，在2020年新冠疫情暴发之后，中国社会工作界（包括实务界和教育界）和各级民政部门及时做出反应，但在笔者写作之时疫情尚未出现拐点，因此可以将社会工作力量参与疫情防控的这一阶段视为介入初期。这一时期，中国社会工作界的行动可以被视为一场主动出击、专业自觉的行动实践。

一、政策引领：各级民政部门积极推动社会力量参与疫情防控

为贯彻落实习近平总书记关于防控新冠疫情的重要指示精神和党中央、国务院的有关决策部署，民政部发布了公告，广泛动员慈善力量依法有序参与新冠疫情防控工作，发扬一方有难、八方支援的优良传统，这得到全国乃至世界范围各界力量的积极响应。然而，此次抗疫过程中有关慈善组织出现的公信力危机和所面临的社会质疑接连不断。正如北京大学非营利组织法研究中心主任金锦萍（2020）所指出的，现阶段的慈善组织除了提供口罩等应急物品之外，还应恪守和践行各自的宗旨与使命，继续关注疫情中的弱势群体，积极搭建慈善组织之间的信息共享机制和平台，互通有无，优化资源配置。同时，民政部、国家卫生健康委员会联合印发了紧急通知，进一步动员城乡社区组织开展新冠疫情防控工作。该通知强调，要把社区防控工作作为疫情防控的基础环节抓紧抓好，充分发挥城乡社区组织的工作优势和

社区、社会组织、社会工作联动机制协同作用，广泛动员群众、组织群众、凝聚群众，构筑群防群治的严密防线；要组织引导各类社会组织、社会工作专业人才和志愿者有序参与社区防控工作，形成合力。该通知还强调，社区防控是本次疫情防控的基础性环节，要发挥"三社联动"机制在疫情防控中的协同作用，这对疫情防控实践具有重要的指引作用。但是，"三社联动"机制在基层社区治理中尚未形成制度化、系统化的治理体系，以至于在各地基层社区防控实践中似乎只见社区（工作者）、志愿者，而不见社会工作者和社会组织，这说明"三社联动"机制在具体疫情防控中依然未能有效运转起来。这与长期以来基层社区治理中尚未打通"三社联动"有效运转的核心机制，尤其是与缺乏将党建引领和政社分开作为根本前提的机制密切相关（徐选国、徐永祥，2016）。

在地方层面，各地民政部门陆续发布文件动员当地社会组织、社会工作力量投入疫情防控之中。例如，广东省民政厅就社会工作者、志愿者参与新冠疫情防控工作进行了部署，并引导全省广大社会组织、社会工作者和志愿者依法、科学、有序地参与疫情防控工作，并强调社会组织作为紧密联系人民群众的重要载体，要在疫情防控中发挥重要作用。这次重大公共卫生危机事件发生以来，地方有关部门陆续出台的政策也是短时间内形成的，缺乏实践经验的积累与成熟化的过程。此外，政策体系中各方行动主体仍然存在各自为政的现象，缺乏参与重大疫情防控的组织化、结构化治理机制和治理网络体系，导致一些地方的防疫行动出现了碎片化特征。

二、专业示范：中国社会工作教育力量的多元举措

2020 年，中国社会工作教育协会作为全国教育和学术行业协会，

在疫情暴发后开展了一系列工作：① 紧急联合会员高校和各专业委员会商讨应对新冠疫情的思路和策略。② 成立"社工教育协会抗疫工作"微信群，及时为抗疫工作整合资源、提供在线信息共享等。③ 组织专家制定了《社会工作参与新型冠状病毒肺炎防控工作实务指引》，为广大社会工作者参与疫情防控提供专业支撑。该《指引》内容包括工作总则、服务伦理、三级服务指引（病患及疑似病患）、二级服务指引（病人家属及疫区居民、医护人员）、一级服务指引（普通居民和社区服务）。《指引》发布后受到社会工作界广泛关注。④ 由协会秘书长牵头成立了"社工抗疫之声"宣传平台，负责整合发布政府政策、协会重要事项、全国高校师生及其领办专业机构和有关专业委员会参与抗疫行动的一线声音。⑤ 及时动员督导专业委员会和医务社会工作专业委员会编写了《社会工作参与新型冠状病毒感染肺炎防控实务原则》，并组建疫情介入专业督导团队进入湖北省黄冈市等地开展督导服务。⑥ 协会联合全国社会工作硕士学位教育指导委员会为全国高校社会工作专业整理、提供了40余门在线专业课程，充分发挥互联网优势，缓解了疫情对实地教学的影响。在疫情防控持续推进的过程中，中国社会工作教育协会始终高度重视引导全国专业力量积极参与疫情防控，获得国际社会工作教育联盟（International Association of School of Social Work，IASSW）等国际组织和同行的高度肯定。目前，全国高校社会工作力量、高校教师领办的社会服务机构、中国社会工作教育协会各专业委员会都以不同方式参与了此次疫情防控。

三、行业引导：各地社会工作者协会有序动员专业人才队伍

2020 年，在新冠疫情暴发期间，中国社会工作联合会紧急向全国社会工作者发出倡议，强调发挥专业优势和"三社联动"作用，紧

急配合疫情防控工作。同时，为贯彻落实民政部、国家卫生健康委员会关于"充分发挥城乡社区组织工作优势"等要求，民政部基层政权建设和社区治理司、慈善事业促进和社会工作司、社会组织管理局联合指导中国社会工作联合会编写了《社区"三社联动"线上抗疫模式工作导引(第一版)》。社区"三社联动"线上抗疫强调，通过线上微信群等信息化手段，由社会工作服务机构和社会工作者统筹协调，协助社区工作者做好动员、排查、监测、宣传等社区防控工作。同时，联系全国范围内的心理咨询师和医生等志愿者，组建"社会工作者＋心理/医务"线上联合服务小组，通过三级微信群（线上小区居民群、聚焦服务群和重点陪助群），对社区居民、居家/集中隔离人员及其家属、疑似患者、严重焦虑者和心理压力较大的社区工作者等，开展相应的科普宣传、信息咨询、心理支持、情绪疏导、危机干预、健康咨询、服务协调、资源链接、个案辅导和个案管理服务，营造亲善友爱、人人尽责的社区氛围，有效动员社会力量，在线共同抗击疫情。① 鉴于目前的疫情形势和专业社会工作者在医务知识掌握、防护物资可及性等方面的限制，采取"三社联动"线上援助的方式是较为可取的社会工作介入模式。这是互联网、人工智能时代必须对社会服务进行革新的体现（徐选国、杨威威、徐永祥，2017）。

各地社会工作者协会作为社会工作实务领域的行业组织，在动员本地一线社会工作队伍参与新冠疫情防控工作方面起着积极作用。武汉市及周边城市的社会工作者在第一时间行动，成立如"社工共振团队"等由心理志愿者和医务志愿者整合而成的跨领域服务团队，积极

---

① 民政部基层政权建设和社区治理司等单位指导编写《社区"三社联动"线上抗疫模式工作导引（第一版）》，https：//mzzt.mca.gov.cn/article/zt_2020yqfkzjz/gzjs/sqfk/202002/20200200024224.shtml，访问日期：2020 年 2 月 9 日。

参与疫情防控。上海市社会工作者协会于 2020 年 1 月 25 日向全市有关社会工作力量发出号召，得到及时响应，组建了"战疫情—上海社工服务团"，为全市新冠确诊患者、疑似患者、留观人员及其家属提供相关政策解读、信息咨询、心理疏导、情绪支持、资源链接等多项服务，并协助有确诊和疑似病例的社区做好有关居民情绪疏导的社会工作介入。同时，他们还针对受疫情影响的不同群体，编写了有关疫情防控社会工作服务手册，结合不同群体（包括新冠确诊患者、疑似患者及其家属，医护人员、社区工作者、公职人员等其他一线工作者）需求，制定了个性化的专业服务指南。深圳市社会工作者协会积极动员全市社会工作服务机构，以全市 1 000 多个社区党群服务中心和项目点为防控阵地，开展了一系列线上与线下相结合的社区防疫工作和服务，并重点关注辖区内特殊困难人群，如精神障碍患者、居家隔离人员、患者家属，为特殊群体提供了一系列个性化服务。广州市社会工作协会及时发布了"广州社工红棉守护行动"倡议书，开设"红棉守护热线"线上咨询服务平台，全市社会工作服务机构依托数百个社工站、专项服务点开展线上服务，跟踪服务困境人群。武汉、上海、深圳、广州等地社会工作者协会积极调动当地社会工作机构和专业队伍参与疫情防控，山东、重庆、成都、东莞等地的社会工作者协会也积极倡导和动员社会工作力量投入防控行动中。

另外，在广东省民政厅的指导下，广东"双百社工"发挥长期扎根粤东、粤西、粤北和珠三角其他弱势边远村（居）的优势，积极协助基层政府在村（居）广泛开展疫情防控宣传、排查、监测、留观人员服务、现场及热线咨询、卫生整治、链接社会医护资源等活动，为孤寡老人、困境残障人士、低保家庭、困境儿童家庭等弱势群体提供防疫物资和社会心理援助、生活救助等服务，成为社区战"疫"生力军。全国范围内许多一线社会工作服务机构都积极参与此次重大疫情防控行动，为全国疫情防控提供了一道重要的社会保护网。

第三节　体系之外的尴尬：中国社会工作介入疫情防控的边缘化处境

虽然中国社会工作界在 2020 年的重大疫情防控中积极、自觉地参与行动，许多一线社会工作者和机构在缺乏防护物资保障的情况下，仍然冲在抗疫前线，旨在为此次疫情防控贡献自己的力量。但是，从总体上看，社会工作在此次疫情防控中并没有成为一项制度化的设置，在防控体系中缺乏应有的结构位置，因而沦为志愿者或者"游击队"，导致整个社会工作力量在此次公共危机事件介入中处于边缘化境地。然而，在 2008 年汶川特大地震灾后重建中，社会工作嵌入当地政府主导推动的灾后重建工作体系中，成为一支独特的专业力量协同参与抗震救灾和灾后重建（徐永祥，2009）。在此后的重大灾害事件（如雅安地震、寻鲁地震等）中，社会工作已成为一支不可或缺的力量，发挥着专业整合性功能（文军、吴越菲，2015；文军、何威，2016）。结合 2020 年重大疫情防控中专业社会工作的行动实践及其处境，本节尝试从以下几个方面分析其生成机制。

一、社会工作在重大疫情事件应急体系中缺乏结构位置

面对此次新冠疫情重大公共卫生事件，国家层面的应急体系如《突发公共卫生事件应急条例》（2003）、《中华人民共和国突发事件应对法》（2007）、国家卫生健康委员会发布的《关于加强新型冠状病毒感染的肺炎疫情社区防控工作的通知》（肺炎机制发〔2020〕5 号）等，基本上未将社会工作纳入公共卫生事件介入体系中。即使是民政

部与国家卫生健康委员会联合发布的《关于进一步动员城乡社区组织开展新型冠状病毒感染的肺炎疫情防控工作的紧急通知》，也只是提及"充分发挥城乡社区组织工作优势和社区、社会组织、社会工作联动机制协同作用"，"组织引导各类社会组织、社会工作专业人才和志愿者有序参与社区防控工作，形成整体合力"。民政部指导中国社会工作联合会制定出台的《社区"三社联动"线上抗疫模式工作导引（第一版）》，虽然旨在通过线上平台实现社区、社会工作和社会组织联动参与疫情防控，但专业社会工作力量始终没有从制度上被纳入现有的应急防控体系中。究其原因，大致有以下两点：一方面与社会工作在中国恢复重建的历史与专业实践时间较短，其制度和政策体系不成熟、不完善，专业有效性尚未普遍凸显有关；另一方面，也是更为根本的原因，在于社会工作参与国家治理和社会治理的合法性机制始终未被有效建立起来（王杰、徐选国，2018），致使社会工作不能"如其所是"地发挥其专业优势。

二、 实际防疫行动体系中难以形成多元化联合防控机制

在疫情防控实践前期，一个客观的事实是，一些地方防护物资短缺，甚至"一罩（口罩）难求"，尽管如此，各地社会工作者和社区工作者却依然在整合资源，积极活跃在疫情防控一线。需要指出的是，专业社会工作在此次疫情防控体系中的行动显得十分孤立，因为它既没有被纳入国家应急防控体系中，也没有被整合到基层行政动员的组织体系中。这种"双重脱嵌"的处境使得社会工作者既不像医院场域承担救死扶伤责任的医护工作者，也不像社区场域作为疫情防控关键力量的社区工作者。抗疫主体依然显现出碎片化、各自为政的情形，专业社会工作者因处境孤立而难以有效发挥作用。类似的重大灾

害表明，非政府组织（NGO）在参与汶川灾后重建过程中也存在着"不完全合作"的行动策略（朱健刚、赖伟军，2014）。这反映了重大突发事件发生后，政府、市场、社会组织、社会大众等主体之间缺乏能够整合和联结的多元化联合防控机制，凸显了碎片化治理的弊端。

三、 常态化有效治理与制度化应对突发事件之间缺乏整合

党的十八届三中全会首次在中央层面提出了"创新社会治理体制"的战略思想，此后在诸多方面开启了迈向治理现代化的时代进程；党的十九届四中全会提出了"坚持和完善中国特色社会主义制度、推进国家治理体系和治理能力现代化"的总体目标。2020 年 2 月 3 日，习近平总书记在中共中央政治局常务委员会会议上指出，"这次疫情是对我国治理体系和能力的一次大考，我们一定要总结经验、吸取教训"。而一些地方在此次疫情防控行动实践中暴露出的问题，足以作为审视地方治理体系和治理能力的试金石。与前文论述相关的是，由于很多的地方治理体系仍然以行政动员为主导，因而社会力量很难在有关公共议程中发挥作用。尽管民政部的几个文件都强调要发挥"三社联动"机制在疫情防控中的作用，但是由于各地在既有治理实践中缺乏借助"三社联动"创新基层社会治理体制机制的制度基础和实践基础，因而"三社"或更多主体难以真正联合起来共同防疫，这是日常治理实践中缺乏常态化有效治理机制导致的重大突发事件发生后治理失灵的表现。与此同时，随着当前中国社区治理普遍推进，许多地方积极探索形成了党建引领、政社分开与合作机制下的成功经验和案例。这些案例无不体现出在政府体系之外，社会力量的协同参与具有不可或缺的作用。在 2020 年疫情防控过程中，同样有不少地方形成多主体合作共治的成功经验，体现出基层治理常态化的有

效特质。此次疫情防控实践表明：如果基层治理中缺乏常态化有效治理的经验基础和制度基础，就容易导致突发事件的治理失灵；如果基层治理中能够形成常态化的有效治理机制，就有助于破解突发事件治理失灵的难题。其中的关键就在于有效治理效能如何转化为制度化优势以持续发挥作用，这与强调将"制度优势转化为治理效能"的论点在逻辑上是互为辩证的（郁建兴，2019），尤其是 2020 年重大疫情防控行动缺乏制度化体制机制的实际情形，亟待将实践中的有效治理经验转化为制度化治理体系。

第四节　迈向整合性治理取向的重大 疫情防控机制构想

在疫情防控过程中出现的问题急切地呼唤国家治理和基层治理能够更加注重制度化、体系化建设，亟待建立能够充分发挥多元力量优势、整合多方主体协同作战的现代化疫情防控治理体系。2020 年 2 月 14 日，习近平总书记在中央全面深化改革委员会第十二次会议上指出，要"从体制机制上创新和完善重大疫情防控举措，健全国家公共卫生应急管理体系，提高应对突发重大公共卫生事件的能力水平"。可以说，习近平总书记的重要讲话为中国今后应对重大疫情、完善治理体系和提升治理能力提出了根本要求和方向。针对此次重大疫情暴发及其相应的防控行动实践限度，本节简要地从整合性治理视角提出有关基层应对重大公共卫生事件的治理机制。

整合性治理是在国家治理从总体性支配向技术治理转变过程中逐渐形成的，在面对全能政府和有限能力之间的矛盾时，政府通过构建跨界运作机制（如推进政企分开、政社分开机制），逐渐形成公共治理新常态（徐永祥，2005），构建兼具常态与非常态的应急管理体制

（童星，2020）。这种整合性治理思维对于重大公共卫生事件治理体系优化和治理能力提升具有积极启示意义，专业社会工作应该被纳入该整合性防控体系中，以发挥其应有作用。

第一，治理机制的整合。新冠疫情防控之初的实践表明，一些基层政府应对重大风险的经验匮乏，在行动过程中以行政动员体系为主，在防疫抗疫过程中先以医护人员为主，后来才逐渐扩展至广大社区工作者以及社会工作组织、企业等主体。这些情形表明，当突发公共事件发生后，我国缺乏一套成熟的、有效的治理机制，这与常态化治理过程中未形成一套系统的、科学的合作分工机制密切相关。基于此，形成由各级党组织核心引领、多元力量协同参与、按照实际情况进行专业分工、各个系统之间紧密配合的开放式治理系统势在必行。针对社会工作介入新冠疫情防控的现状，建议国家及各级综合应急部门将社会工作等更多专业力量纳入类似公共事件危机防控体系中。

第二，治理主体的整合。此次新冠疫情防控几乎实现了全国人民总动员。一方面，医务人员、社区工作者、社会工作者等专业主体始终活跃在抗疫前线；另一方面，普通大众减少流动，"不出门就是最大的贡献"等口号反映出总动员、全员化的参与特征。但在现实中，治理主体的整合仍不完善，如各主体之间缺乏整合和联动，医护人员的处境及需求不能得到其他专业主体的及时回应；确诊病人、疑似患者及其家属群体的心理和精神需求可能无法通过医护人员得到满足，而专业社会工作者又未与该环节有所联系；自我隔离人员和普通人因为网络空间信息爆炸而导致的"恐慌"心理难以得到权威、真实的信息反馈；弱势群体在疫情防控过程中的脆弱处境需要得到系统性的关注。加强对治理主体的整合，就是在前述治理机制框架中打通疫情防控的各个环节，将不同主体的优势发挥在不同环节和节点上，并促进彼此之间的有机联系。

第三，学科体系的整合。不同主体的优势取决于各自所依赖的专业系统和学科知识，对于单一主体而言，应对疫情防控所需要的知识也是多元的。这并非要求每个人都是全能的，而是强调每一个职业系统都应该吸收与之相近的其他专业知识。例如，医护工作者如果在医疗卫生专业知识基础上掌握一定的社会工作学、心理学、社会学等知识，就有助于回应患者及其家属在看病过程中的情绪和心理需求，可能会减少医疗卫生领域频频出现的医闹现象和医患纠纷（萧易忻，2016）。同样，社会工作者面对的是复杂的个体、家庭、群体和社区等方面的需求和问题，如果社会工作者在现有的社会、心理知识背景下，能够掌握一定的医疗卫生、健康知识，就可以大大提升其服务效能，赢得社区居民的认可。近年来，在医疗卫生领域内发展医务社会工作，使具备一定医疗知识的专业社会工作者置身于医疗卫生体系之中，是对医疗卫生领域多元化需求的积极回应。目前在健康照顾领域内有一种多学科（multidisciplinary）趋势，而此次重大疫情防控更加呼唤交叉学科（interdisciplinary），尤其是跨学科（transdisciplinary）的出现（Sable M R，Schild D R，and Arron J H，2006）。我们也看到，大数据、人工智能、计算社会科学等新兴技术和学科在 2020 年疫情防控中起着积极作用，传统学科（医学、社会学、社会工作等）拥抱新兴学科、形成跨专业学科体系和跨专业协作团队是疫情防控带给我们的启发。

第四，治理资源的整合。俗话说，"巧妇难为无米之炊"，资源是治理的客观要素。因此，在 2020 年重大公共卫生事件出现之后，关键的一步就是进行资源统筹，医护力量、抗病毒疫苗研发力量、社区防控力量（如社区工作者、社会工作者、志愿者等）、受疫情影响的感染者及其家属的社会支持力量等，是此次抗疫的核心人力资源。新冠疫情较为特殊，其所需资源不能被一般性资源替代，也非普通大众日常储备，即使是国家层面也未必储备了足够的物资。因此，在疫情防控中物资缺乏，如"一罩难求"的现象体现出资源供给在全国防疫抗疫中的重要性。但现实中出现了大量慈善物资难以得到及时有效配置的问题，甚至有慈善组织无法支配几十亿元善款而将其上交地方财政，这无疑会对疫情防控产生负面影响。针对此次疫情防控中出现的资源缺乏的问题，未来可以发挥专业社会工作的资源整合优势，重新构思应对重大事件的资源调控和整合机制，以保证资源及时、有效地回应现实需求。

第五节　结语

社会工作在 2020 年重大疫情防控初期的介入体现出专业自觉与体系边缘化的双重逻辑，反映了重大突发事件应对体系中，社会工作的功能效用与结构位置之间没有得到有效结合。笔者在此次疫情防控过程中看到了一个非常好的现象，即中国社会工作力量在应对此次重大疫情时，没有过分借助外来的专业理论和知识，而是脚踏实地通过了解社区各类群体的需求来提供相应的服务，笔者将此现象称为中国社会工作的一次本土自觉实践。这种本土自觉有别于以往过度依赖西方的专业知识体系理论，是在中国语境中遵循特定的政治、社会、文化脉络而形成的行动实践。随着疫情防控工作的推进，2020 年，习近平总书记在统筹推进新冠肺炎疫情防控和经济社会发展工作部署会议上作了重要讲话。他强调指出："打赢疫情防控这场人民战争，必须紧紧依靠人民群众。……要发挥社会工作的专业优势，支持广大社工、义工和志愿者开展心理疏导、情绪支持、保障支持等服务。"习近平总书记对社会工作参与重大疫情防控的期望为社会工作继续发挥专业优势、探索建立基于本土脉络的社会工作服务体系提供了动力。在本章写作之时，这种本土自觉实践所具有的理论特质和本土元素尚未清晰地呈现，笔者相信后续将会涌现更多的经验研究成果，以总结中国社会工作在此次疫情防控中的本土理论和经验模式。

新冠疫情的发生不仅仅是中国的事情，疫情在全球多个国家的出现，更足以证明这是一次全球性危机。此次疫情防控得到了全世界多个国家、地区和各种力量的援助与合作，是习近平总书记关于构建人类命运共同体理论的重要实践。如果说工业革命、经济全球化、信息化等将全球连在一起，那么新冠疫情进一步将人类紧密团结起来，共同去应对此次危机。随着人类社会不断从工业社会向后工业社会迈进，我们需要对攫取自然、向自然进攻的传统工业主义范式进行颠覆式反思。在后工业社会中，探索和重构人与自然和谐相处的共生范式可能是此次新冠疫情带给人类的最大警示。在此背景下，未来全球性的经济建设、政治建设、文化建设、社会建设等都需要以生态文明建设为基础，努力构建人类与自然共生的命运共同体。近年来，绿色社会工作的兴起，可以被视为社会工作领域回应全球生态问题的自觉性专业行动（Borrell J，Lane S，and Fraser S，2010；Dominelli L，2012；Gray M and Coates J，2015；陈星星、徐选国，2018；高丽、于梦娇、赵环，2018；严骏夫、徐选国，2019）；而公共卫生社会工作从此也应成为社会工作与医学、公共卫生等跨学科、跨领域协作的重要领域（Sable M R，Schild D R，and Aaron J H，2006；Ashcroft R，2014；Ruth B J et al.，2008；Betty J，Ruth B J，and Marshall J W，2017）。绿色社会工作、公共卫生社会工作应成为推进全球生态文明建设、构建人与自然和谐共生的生命共同体的重要保护力量，然而这些力量在中国尚未发展起来。

第四章　社会工作介入社区韧性的生产机制与韧性社区的目标构建①

徐选国　陈杏钧

摘　要：改革开放 40 多年的治理实践形塑了以社区为中心的基层社会治理秩序，并孕育着深厚的社区韧性。然而，在面对突如其来的重大公共事件时，这些韧性会存在"失灵"或"缺位"的现象，需要通过特定机制将社区韧性激活。本章从上海市十个社区中社会工作参与疫情防控的多个案例实践出发，借助社会资本理论视角，从韧性主体、韧性模式、韧性目标三个维度构建了专业社会工作激活社区韧性的实践机制及其助推韧性社区建构的多元目标。研究发现，社会工作力量参与社区疫情防控实践，借助社区韧性主体的多元联动，通过扩大信任范围、促进资源整合、重构社会关系等韧性行动机制，促进了"社区韧性"的激活与生产；同时，社区韧性的激活提升了社区疫情防控中的心理韧性、组织韧性、文化韧性，勾勒出一幅韧性社区的建构图景，助力社区更好地应对突发公共危机，并提升了社区治理效能。

关键词：重大突发公共事件；社区韧性；韧性社区；中国社会工作

第一节　问题提出

2020 年 1 月暴发的新冠疫情，成为继 SARS 之后疾病传染速度快、范围广、防控难度极大的一次重大突发公共卫生事件。新冠病毒的传播不仅造成了对人们生命的剥夺，同时也对人们的日常生活、社

---

①　原文刊载于《河海大学学报（哲学社会科学版）》2021 年第 4 期，收入本书时略有删节。

会关系和行为心理造成了巨大冲击。研究表明，面对新冠疫情，人们正遭受焦虑、恐惧和其他心理压力，需要社会工作者提供情感和社会支持（Yuan Y Q，He X S，and Duan W J，2020）。2020年3月，国家卫生健康委员会和民政部联合印发了《关于加强应对新冠肺炎疫情工作中心理援助与社会工作服务的通知》，旨在将心理援助和社会工作服务纳入疫情防控整体议程中。① 国家对专业社会工作介入灾害事件的功能和优势愈加重视，在党建引领、多方联动、专业社会工作协同参与抗击疫情的实践中，社区疫情阻击与防控取得决定性成绩。这些成绩不是一蹴而就的，社会大众在此次事件中经历了从最初的焦虑、恐慌状态到参与应对、适应、恢复的变化过程。笔者认为，能够促成此次重大突发公共卫生事件得以迅速控制的关键要素，除了党中央高效有力的整合、动员机制外，还包括在广大基层社区内蕴藏着的抵御风险的强大力量，本章将社区具有应对突发风险和公共危机事件的能力称作社区韧性。

研究表明，在灾害事件中，个体或社区都具有应对灾害事件的抗逆力或韧性，并且个体或社区韧性越强，越能抵御灾害或公共危机事件造成的冲击（Tammar A，Abosuliman S S，and Rahaman K R，2020；Stenfan P，2021）。然而，社区韧性并不是显性存在的，在遭遇重大突发事件时可能会出现韧性失灵或缺位的现象。以此次重大疫情为例，由于存在诸多不确定性因素，因而在社区缺乏有序、有力的防控举措情形下，社区居民听到外部谣言而产生诸多恐慌、焦虑、歧视等心理现象。随着政府出台强有力的疫情防控体制机制，专业社会

---

① 国家卫生健康委员会、民政部：关于加强应对新冠肺炎疫情工作中心理援助与社会工作服务的通知，http://www. Ca. gov. cn/article/xw/tzgg/202003/20200300025367. shtml，访问日期：2020年3月5日。

工作积极参与到社区疫情防控实践中，激活了潜藏于社区和社群中的韧性，促成了社区成功应对此次重大疫情，使社区韧性在提高社区治理效能方面发挥了积极作用。

基于此，本章关注的核心问题在于：在新冠疫情防控过程中，专业社会工作何以促成社区韧性的激活，并在社区疫情防控实践过程中发挥多重优势？换言之，社区韧性的生产如何助推社区治理效能的提升？

本章主要以上海市十个社区的疫情防控实践为例，探究专业社会工作在疫情防控过程中激活/生产社区韧性的机制。这十个社区分别位于上海市徐汇区 L 街道和浦东新区 T 街道，具体包括 M 社区、S社区、L1 社区、N 社区、D 社区、Y 社区、T 社区、L2 社区、P 社区、J 社区，主要归类为商品房社区、老公房社区（老旧安置动迁社区）和混合社区，未包括农转居等新兴社区类型。笔者借助质性研究方法，对上述社区中有关人员（如社区书记、社区工作人员、居民骨干、专业社会工作力量等）进行开放式或半结构式访谈；借助社区韧性理论，围绕信任范围、资源网络、社会关系等核心理论要素，从社区韧性主体、韧性行动模式和韧性目标实现三个维度构建本章的分析框架，结合实证研究探究专业社会工作激活社区韧性的实践机制和助推韧性社区构建的多元路径。

第二节　理论视角与分析框架

一、韧性的多学科谱系与社区韧性的内涵

"韧性"一词来源于拉丁语中的 resilio，本义是回弹，也称作弹性、复原力、反弹性、抵抗等，指的是个人或社会制度在面对突如其

来的变化和压力时，能够有序地放松、适应、恢复，甚至超越原有正常水平的能力。韧性源于社会经济学、社会生态学、地理学、工程学等领域。20 世纪 90 年代以来，韧性概念逐渐被引入城市规划等研究中，随之出现了组织韧性、城市韧性等概念（Walker B et al.，2004）。2002 年，倡导地区可持续发展国际理事会将韧性概念引入城市建设与防灾减灾领域中。2015 年，联合国提出将构建有韧性的人类居住区作为 2030 年全球可持续健康发展的重要战略之一（吴晓林，2020）。尽管不同学科对社区韧性有不同的界定，但作为人类全面发展危机中的韧性有一些共通性维度，包括个体心理韧性、组织社会制度韧性、文化教育视角韧性等（陆士桢，2020）。

佩顿、米勒、约翰斯顿（Paton D，Millar M，and Johnston D，2001）等发表的论文《社区韧性》，标志着社区灾害管理从基于社区脆弱性的传统治理方法转变为更加强调社区和资源网络的作用转变。很多学者对社区韧性进行了界定。马吉斯（Magisk K，2010）认为，社区韧性是指社区成员在面对变化的，具有不确定性、不可预测性的环境时所具有的定力、发展能力和社区资源参与能力，而影响社区韧性的资源包括人力资源、自然资源、政治资源、文化资源和财政资源。帕特尔等（Patel S S et al.，2017）对特定时段内与社区韧性有关的文章进行了分析，段文杰、卜禾（2017）将其定义概括为三种主要类型。第一种观点认为，社区韧性是一个调整和适应的过程，社区成员在这一过程中采取一系列行动来应对危机对社会、经济造成的负面影响，并从危机中恢复，谋求积极的发展；第二种观点认为，社区韧性是一种"去灾难"的能力，强调识别和加强社区各种能力的重要性；第三种观点把社区韧性看作一系列多维度的积极属性，这些积极属性能够帮助社区对突发事件做出积极回应，积极地采取集体行动以调整、适应、恢复，通过各方的学习和协作制定地方、国家的策略和方针，来维持、监测、加强社区资本的运作，从而实现可持续发展。目前关于社区韧性的界定具有三重特征：一是动态调整和适应能力；二是抵御风险和化解危机的能力；三是社区内在的优势资源和积极力量。有学者从韧性治理视角出发进一步指出，韧性不是对任何一种治理模式的否定或对单一治理模式的替换，而是存在于刚柔之间的一种动态自我调适，发挥调整治理结构、创造风险社会治理主体的作用（王磊、王青芸，2020）。

本章尝试对社区韧性做出如下界定：作为一个系统层面，社区韧性是社区内部应对风险的复原力；作为一种集体力量，它使多个行为主体通过合作和战略行为有效运用资源；作为一种激活社区资本存在的能力，它使社区在面临危机、预测威胁、规避负面影响时及时做出反应，能够适应和成长，以恢复并超越原有状态；作为一个实现社区健康以及个人与社区共同依赖的可持续发展目标，它具有动态性、情境性，需要结合特定社区的脉络来看待和生产社区韧性。总之，个人韧性和社区韧性是联系在一起的。社区韧性使社会资本、有形基础设施和文化相互依存，将危机时期的经验教训结合起来；它通过一种外力作用机制得以激活，实现对社区的保护。

二、 社会资本与社区韧性的理论建构

许多学者对社会资本与社区韧性这一主题进行了研究，强调社会资本对于个人韧性、社区韧性起着重要作用。一些学者指出，多种因素影响着社区韧性，包括经济资本、自然资本、文化资本和社会资本（Roberts E and Townsend L，2015）。社区内的社会资本在应对危机时具有重要影响，能够激活社区韧性、实现社区良性运行，甚至决定

了社区在灾害背景下的生存和复苏能力（Norris F H et al.，2008）。一种观点认为，社会资本是社区韧性最核心的要素，提升韧性（无论是个人韧性还是社区韧性）的有效途径是促进社会资本的运用，这有赖于社会联结水平的提升和社会网络的扩大（Pfferbaum R L et al.，2013）。有研究成果指出，个人和社区社会资本可以为灾害应对提供多样化资源（Aldrich D P and Meyer M A，2015）。因此，无论是个人还是国家，都应该在社区中维护社会团结、深化信任关系，通过建立居民之间的紧密联系，提升邻里和社区应对社区风险的能力。有学者进一步指出，社会资本是一种对社区韧性的投资，越强大的社会资本越能够促进社区韧性的实现等（Musavengane R and Kloppers R，2020）。潘戴等（Panday S et al.，2021）指出，居民之间紧密的联系和社会资本桥梁减少了集体行动的障碍，有助于救援和支持受影响的人；相反，如果社区存在着不平等的社会文化，就会进一步削弱社区的社会资本和抵御地震的能力。斯滕芬（Stenfan P，2021）研究指出，社会资本和社区韧性是通过集体经验、行动和活动共同塑造的，社会资本增强社区韧性的机制在于，社会资本能够通过采取集体行动来提供所需的援助和服务。一些学者开发了一个以社区韧性为中心的社会资本框架，积极探索和评价了社会资本在灾后努力促进恢复的作用（Tammar A，Abosuliman S S，and Rahaman K R，2020）。

结合上述有关社会资本建构社区韧性的诸多研究，社会资本已成为人类社会应对危机困境和探索治理的一种具有普遍解释力的理论范式与实践方案。波茨（Portes A，1998）指出，社会资本是现实或潜在的资源集合体，这些资源与特定的关系网络有关。社会资本由两部分构成：一是社会关系本身，它使个人可以摄取为群体所拥有的资源；二是这些资源的数量和质量。帕特南指出，与物质资本和人力资本相比，社会资本具有社会组织的特征，如信任、规范和网络，它们能够通过促进协调和推动行动来提高社会效率（Putnam R D，1993）。布迪厄（Bourdieu P，1986）指出，社会资本具有生产性。林南（Lin N，2017）从关系层面考察了社会资本视角，认为社会关系是维持社会资本再生产的核心要素之一。他把社会资本界定为在具有期望回报的社会关系中进行的投资。综合上述观点，本章从信任范围、社会关系、资源网络等维度来理解社会资本的核心理论意涵。

一些学者阐述了社会资本在疫情防控中对社区韧性的积极作用。易帕等（Yip W et al.，2021）指出，社区韧性的核心要素包括信任沟通、社会关系与资源网络的整合和参与。徐文平等（Xu W P et al.，2020）在对疫情影响下的武汉社区居民进行调研时指出，收入水平、人口的脆弱性和既定环境是影响社区韧性的主要因素。卡齐科普洛斯（Katsikopoulos P V，2021）的研究指出，在新冠疫情危机下，即使事先没有任何风险沟通努力，也可以通过利用预先存在的对系统状况的集体理解来获得高水平的适应性应变能力。进一步的研究指出，与社区和社区组织团结合作，加强信任沟通、促进资源网络建立，有助于积极应对新冠疫情产生的影响（South J et al.，2020）。为了更好地提升社区韧性和抵抗能力，以应对新冠疫情带来的大规模人口伤亡以及疫情给人们造成的恐慌，需要开展多主体合作行动，提供及时的心理社会支持等（Entress R，Tyler J，and Abdiq A A，2020）。上述研究成果强调了社会资本与社区韧性的内在契合性。本章基于社会资本的核心理论要素（信任范围、资源网络和社会关系），强调专业社会工作通过扩大信任范围、整合资源网络、重构社会关系等方式激活处于风险环境中的社区韧性。

三、 分析框架： 社会工作与社区韧性的生产机制

在社区疫情防控中，有学者呼吁将社会工作纳入国家重大突发公共事件治理体系中（李迎生，2020）。作为激活社区韧性的重要力量，社会工作参与新冠疫情防控实践可以被视作中国社会工作的一次自觉行动（徐选国，2020）。社会工作本质上是"关系为本"的专业实践（杨超、何雪松，2017），致力于通过资源整合促进社会关系的建立或恢复，有助于促进社区信任范围的拓展和巩固社会信任的基础（曾群，2009）。可见，社会资本理论为本章分析社会工作介入社区疫情防控、激活社区韧性提供了理论视角。

有学者将社区韧性概括为三个维度，即韧性主体、韧性模式和韧性目标（本雅明·约里森，2020）。韧性主体是社区韧性的基础要素，其中的个人、组织、社区和系统扮演着行动者角色。在我国的社区治理和社区疫情防控实践中，社区居民、志愿者、社区党员、社会组织等主体是社区韧性得以生发的内源性力量，这种内在力量会发挥抵御风险冲击的保护性作用。韧性模式指的是韧性主体进行韧性建构过程的行动机制。韧性目标则是指韧性行动后达到的效果。社区韧性不仅将其视为干预后的反应主体，而且强调社区的社会系统和自然系统之间的共生性与互赖性，倡导通过挖掘社区工作者的适应、学习和反馈能力，处理好各个层面的复杂组织关系，让社区得以修复和发展。

借助社会资本理论视角，结合社区韧性的三维要素，我们可以建构社会工作激活社区韧性的三重实践机制：联动社区韧性的实践主体、创新社区韧性模式、构建社区韧性目标（如图 4-1 所示）。其中，在韧性主体建构方面，社会工作延续了常态化阶段的"三社联动"机制参与社区治理的专业逻辑，促成了对社区多元治理主体的联

动；在社区韧性模式探索方面，从信任范围扩大、资源网络整合和社会关系重构三个方面激活了社区韧性的功能运作；在社区韧性目标构建方面，社会工作通过扩大信任范围、整合资源网络、重构社会关系，分别促进了社区心理韧性、组织韧性和文化韧性的建构，实现了社区韧性生产向韧性社区建构的转变。

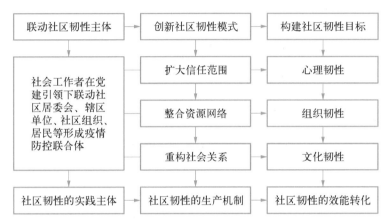

图4-1 社会工作助推社区韧性生产的分析框架

第三节 社会工作参与疫情防控中社区韧性的生产机制

社区韧性贯穿于疫情防控的常态情境与非常态情境中。社区韧性包含着社区存在的一种文化和意识，公民意识体现为一种社区文化，涉及社区居民对自身、他人和社会的责任感。在一个具有强烈公民意识的社区中，个人和集体感到有能力做正确的事情；良好的社区关系、社会网络的发展和组织之间的伙伴关系是社区韧性的主要组成部分。以2020年的新冠疫情防控为例，在社区党组织的引领下，通过"三社联动"机制，社会工作者与社区居委会、居民群众组织、辖区单位、居民等主体形成合作伙伴关系，提升了社区整体应对危机的能力。在疫情防控过程中，将真实的疫情信息及时有效地传达给居民，可以有效地抵御谣言冲击，扩大信任范围，保障居民与社区的公共安全。从社会资本理论视角出发，笔者结合专业社会工作协同多元主体力量参与社区疫情防控的实践过程，对其激活社区韧性的生产机制进行阐述。

一、 谣言冲击、信息传递与信任范围扩大

1. 激发公民意识，营造社区信任氛围

在应对新冠疫情的过程中，国家、地方层面陆续发布了一些文件，动员各地社会组织、社会工作力量投入疫情防控中。社会组织、社会工作者通过政策引导、宣传，向公众表达对国家和社区应对疫情的信任感，旨在消除公众的恐慌和焦虑情绪，激发其理性认知，增加社区居民之间的信任。国家层面的疫情防控通过"举国体制"的集中行动优势，激活社会各个主体力量参与到疫情防控工作中（Tanhrir M H，Akba R，and Marzaleh M A，2020）。社会工作通过线上线下"联动"方式，将科学防疫的知识技能以灵活多样的方式传播给社区大众。在调研中，有的社会工作者表示："经历此次疫情后，社区表现出空前团结，居民对我们的工作更加认可了，我们也获得了心理上的安慰，感到自豪。我们积累了良好的社区关系，有利于今后更好地开展工作。"可见，多主体之间的团结和协作激发了社区居民的公共意识和责任心，从个体到团体，从单一到多元，从中央到地方，以一种更为全面、积极的方式促进社区在重大突发公共事件中进行自我修复、适应，这为疫情防控打下了深厚的社会基础。

2. 关注弱势群体，增强疫情防控公平感

在重大突发公共卫生事件面前，受到社会资源紧缺、专业人员不

足、组织失序等风险和危机的影响，可能会出现新的弱势群体激增的现象。面对新风险中的不同人群，社会工作者及时了解各类人群的需求和处境，重点关注因疫情加剧了其困难程度的弱势群体。例如，笔者在调研过程中观察到，M 社区中社会工作者结合社区实际情况积极策划、主动作为，他们针对不同群体形成了差异化行动：针对社区普通居民，社会工作者设计了口罩登记线上专用预约平台，减少了居民外出登记预约、购买口罩过程中的交叉感染概率，通过智慧化方式提高了社区抗疫成效；针对疫情中的特殊困难群体，社会工作者为他们免除口罩预约登记，统一排摸统计后及时上门送口罩、生活用品等防疫物资。他们经过自己的努力，实现了社区疫情防控的精准性、包容性，体现了疫情防控过程中的公正性，有助于增强社区的凝聚力。

二、 社区为本、平台构建与资源网络整合

1. 立足社区，挖掘疫情防控内生资源

在 2020 年疫情防控攻坚期，上海市着力谋划疫后经济社会恢复发展，激活城市基础建设细胞，创新了"把社区作为平台，把社会工作者作为支撑，把社区社会组织作为载体，以社区志愿者为辅，以社区公益慈善资源为补充"的联动服务机制，促进人们从"居家隔离"的原子化状态回归社会，维护和保持人们正常的生产和生活运转，通过合作维护共同利益，重塑社区韧性的生命力。社区为本的社会工作致力于系统化的双向改变：作为结构的环境通过社区日常生活来形塑个人、家庭的思维模式和行为规范，个人能动性又深刻地影响社区氛围乃至自然、社会环境（张和清，2016）。在党组织统一领导下，专业社会工作者积极协同，群众广泛参与，形成了"三社联动"社区治理格局，完善了政府购买社会服务组织制度。例如，在调研中，专业

社会工作者充分联动 M 社区、D 社区、Y 社区相关主体，发挥社区社会工作服务站的阵地和辐射作用，疏通各类主体参与社区治理的渠道，促进各类主体在社区治理中形成相互支持、良性互动的机制，构建起健康、有序的抗疫社区网络体系。

2. 网络赋能，整合疫情防控资源体系

在社区共治实践模式中，社会工作者扮演的主要角色是资源协调者和资源动员者。抗疫期间，专业社会工作者借助跨学科远程网络框架，开发了疫情防控的三级预防服务模式，参与人员有社会工作者、医务工作者、心理学家和其他专业顾问。该三级预防机制的工作流程是：第一级针对一般公众，采用网格管理结构回答基本问题，协助医务人员筛查疑似病例；第二级针对怀疑有发烧等症状的居民，由社区医务人员转介到网上的"家庭检疫小组"；第三级负责向随行群体包括新冠疫情确诊患者的家属提供物质和情感支持服务。这种模式促使社会工作者与其他服务提供者结成伙伴关系，并根据个人、家庭和社区的需要获得不同的资源。例如，志愿者联合行动是在专业社会工作者引导下，由特定志愿者提供援助，将社会工作者与心理健康咨询资源、医疗资源等联系起来，利用社会资源缓冲疾病带来的负面影响（Yu Z H et al.，2020）。三级预防机制在疫情防控过程中充分发挥了"互联网＋"的平台优势，体现了通过网络赋能实现非接触式防控的目标，实现了社区疫情防控资源网络体系的集成性与整合性。

三、 陌生社会、情感联结与社会关系重构

1. 打破陌生人边界意识，形成社区熟人化关系网络

现代社会蕴含两个方面的重要特征：一是社会风险的传染强度不断增加、范围日益扩大，二是人们容易产生不安、焦虑、恐慌的心

理。两者相互作用会对社会秩序产生摧枯拉朽般的破坏力。在陌生化时代，如何进一步形成社区熟人化关系网络，构建相互理解、互帮互助的社区关系，成为化解上述困局的关键路径。2008年，汶川特大地震造成了巨大的破坏性结果。专业社会工作者在灾后重建中发挥了独特的专业作用，尤为重视社会关系的重建，从个体环境关系的认知重构到关系建立成为助力灾后社会重建的内在向度。同样，对于遭遇新冠疫情的广大居民而言，打破陌生人之间的边界，重建人与人之间互惠互助的社会关系，是有效应对个体在风险社会情境中的脆弱处境的关键举措。在疫情防控期间，N社区出现了一例新冠感染者，社会工作者积极与居民区党组织协商，提出了人性化的防控策略。首先，通过社区守护家园微信群及时向居民反馈感染者（匿名后）的体温及其他症状；其次，通过发挥楼组包干机制的作用，采取"非接触式"口罩预约登记、发放，确保每个楼组做到有效防控疫情；最后，通过社区居民对出入口的守护，打造社区安全的"关口"。上述举措拉近了社区与居民之间、居民与居民之间的关系，一定程度上促进了社区的熟人化和关系网络化，激活了社区的心理韧性。N社区的防疫志愿者表示："虽然我们每天值守比较辛苦，但是能为居民解决一些实质性问题，得到了居民的认可，我感到非常欣慰。当收到居民组织送来的致谢卡片时，我非常感动。"参与疫情防控的W社会工作者表示："依靠防疫的技术手段并不是最重要的，重要的是防疫技术手段要真实有效，这取决于疫情防控工作中社区、社会组织与居民之间建立深刻的信任关系，这样才能筑起大家共同防疫的战线。"

2. 拓展差序格局解释限度，构建社区情感共同体

在2020年疫情防控初期，部分地方存在过度恐慌和歧视外来的武汉人乃至湖北人的现象。一些小区抵触、排斥武汉或湖北其他区域

人春节后返城，有的社区出现湖北籍居民在家中咳嗽时，都会引发整个楼组居民的坐立不安甚至谴责。针对上述情形，有的学者提出需要构建涵盖志愿者团队或网络、小区共同体、跨地域的公益服务、慈善资源调配四个层面的防疫共同体（朱健刚，2020）。例如，N 社区采用线上＋线下的方式，将"家门口"服务范围拓展到每家每户，为居民建构起紧密的防疫关系网络。社会工作者、物业服务人员和志愿者们坚守在社区一线，社会各界爱心人士和企业纷纷奉献爱心，捐献抗疫物资，有效缓解了社区物资短缺和人员缺乏的压力。又如，T 街道社会工作者针对居家隔离居民开展系列居家活动，以及亲子教育、家庭电影、室内游戏推荐等线上活动培训，既发挥了社区教育的作用，又缓解了疫情流行期间居民居家隔离的紧张心理和消极情绪。该行动激活了社区居委会、社会组织、志愿者、社区居民等多元主体的参与热情，将社区打造成互助友爱的情感共同体。类似的研究表明，社区多元治理主体在情感场域影响下形成了治理共同体，通过自觉治理，共同助力疫情防控与危机化解（蒋澎，2021）。正如 T 街道社会工作者所谈到的："这次疫情让我们感受到居民前所未有的社区参与热情，许多社区自组织、年轻居民都参与到疫情防控志愿活动中，共同探讨社区公共卫生和安全防护问题的应对措施。经过这样特殊时期的情感联结和信任积累，陌生的居民之间、居民与社区之间联结成柔软的共同体。这种共同体具有应对突发事件的坚韧性，使社区成为一个有免疫力的有机体，在遇到突发危机和风险时能够触发自我保护的免疫力。"

第四节　社会工作助推韧性社区构建的多元目标

专业社会工作通过扩大信任范围、整合资源网络、重构社会关系等行动积累了社区社会资本，而社区社会资本对于激活处于风险或危机中的社区韧性具有直接作用。社区韧性的生产有助于韧性社区的建构，吴晓林、谢伊云（2018）将韧性社区的内涵界定为三重指向：一是物理层面的"抗逆力"；二是社会生态环境层面的"恢复力"；三是社区组织成员层面的"自治力"。它以社区文化共同体行动为基础，能够链接内外信息资源，有效抵御自然灾害与风险，并从有效因素中恢复，以使社区保持可持续发展的能动态势。韧性社区本质上要求社区在面对突发公共危机事件时有能力应对、适应甚至超越原有发展水平，这正是韧性社区的目标所在。笔者结合社区韧性生产的三个维度，即信任、资源和关系，分别从心理韧性、组织韧性、文化韧性三个维度提出专业社会工作助推韧性社区建构的多元路径，如表4-1所示。

表 4-1 专业社会工作助推韧性社区的目标建构

韧性社区维度	不 同 阶 段 策 略		
	疫情前准备	疫情中应对	疫情后恢复
微观：心理韧性 恐慌、焦虑→信任、理性	灾害科普，防控宣传、指南	疫情信息发布、更新，卫生健康信息服务，居家隔离指南	恢复指南、心理疏导、心理转介服务等
中观：组织韧性 分散、隔离→合作、资源	社区活动、微信平台、组织培育	邻里互助、社区团结、资源网络	多元主体联动、疫后社区治理
宏观：文化韧性 排斥、歧视→关系、包容	社区文化韧性计划、社区教育	培育社会信任、社区归属感、凝聚力	重构社会关系、进行情感治理、形成文化共同体

一、扩大信任范围，提升社区心理韧性

针对 2020 年重大突发事件，社会工作在社区层面通过疫情宣传、防疫科普、居家隔离指南和社会心理健康服务等极大提升了人们对于新冠疫情的认识，引导人们积极做好防护，消除了居民因为无知而出现的恐慌、焦虑，在扩大社区信任范围的基础上提升了社区心理韧性。心理韧性具有鲜明的文化内涵，蕴含着中国人心理韧性的文化特质，是人们应对压力时的能量源泉。心理韧性包括两个层面：一是显现于突发灾难、重大创伤面前，具有刺激客观性，应激眼前效能感；二是源自个体内心拥有的力量，经历滋养与磨炼，可以促进人的生命持续，使人顽强地发展（李海垒、张文新，2006）。心理韧性来源于韧性主体的快速应对、适应和恢复的能力。例如，上海市社会工作协会于 2020 年 1 月 25 日向全市社会工作力量等发出号召，成立"战疫情——上海社会工作服务团"，协助有确诊或疑似病例的社区做好有关居民社会情绪的社会工作介入，为本市新冠疫情确诊患者、疑似患者、留观人员以及这些人员的家属提供政策解读、信息咨询、心理疏导、情绪支持、资源链接等多项服务；针对不同群体发布新冠疫情防控社会工作服务手册，结合不同群体需求制定个性化服务指南。这些举措在本章调查的十个社区中得到推广和应用。

二、加强资源共享，激发社区组织韧性

在 2020 年重大疫情防控中，专业社会工作组织通过三种组织化模式参与抗疫：一是无缝融入模式，此类社会组织及时融入社区，与社区共同战斗；二是专业联动模式，此类社会组织打破原来社区按部门条线分工的模式，动员所有资源和力量，协助社区形成突发公共事

件干预的工作模式，既弥补了社区人员的不足，也提高了工作效率；三是专业性行业支持模式，为一线社会工作者提供专业支撑，研发专业工具，如疫情服务手册、公共卫生社会工作者服务、社会工作者参与新冠疫情防控的要则等（江维，2020）。上述举措促进了社区主体之间的联动，促成了不同主体之间的优势互补和资源整合，显著提升了社区的组织韧性。组织韧性是组织面临不确定性环境、承受频繁干扰和应对新风险的能力，此种能力促使组织利用现存的资源进行反弹并发展新的能力以应对突发事件（王勇，2016）。

组织韧性有以下关键要素：一是社区成员的知识、专业技能、学习技能、领导力、社会支持网络、价值信念，这些要素可以激励社区成员共同行动，培育社区更新能力，使社区整合成一个良好的循环体系。例如，社会工作者针对 Y 社区 500 多个来自重点区域的家庭，通过微信群与每个家庭建立联系，社区组织和志愿者定期上门提供服务，及时更新疫情信息，形成了一套高效、精准的疫情防控治理模式，为后疫情时期的人口普查、摸排工作积累了丰富的人力资本和社区经验。二是组织与组织、组织与外界力量的联动，促使社区参与者能够相互联结、共享利益、共担风险，从而搭建了多元主体参与的共赢平台。韧性社区具有整体性，社会工作者通过整合韧性主体，最大限度地发挥多元主体的资源集成效应。正如调研中一位社区书记所言："这次疫情增进了社区团结，体现了前所未有的团结和社区参与。"这表明，专业社会工作组织通过链接其他主体资源，激活了社区的组织活力，提升了社区应对突发风险的组织化能力。

三、营造包容关系，培育社区文化韧性

此次抗疫期间，专业社会工作机构与社区党组织一道，激活了社

区内部积淀的社会资本和社会活力，增强了社区文化韧性，主要体现在：一是针对居民开展社区疫情防控教育，以培育社区应对疫情风险的理性认知；二是为社区提供参与公共事务的平台和载体，以培育居民的公共意识，增强社区归属感和文化认同感；三是发挥社区本土在地志愿者、居民骨干力量的优势，因地制宜，举行各类社区风险和安全模拟活动，强化个体和社区应急能力，增进社区团结。社区文化对于社区韧性的塑造具有根本性的作用。它并不局限于社区外在的各种文化活动形式，更包括社区的价值观、社区行为规范、社区文化符号，以及以这些要素为基础的社区关系、社区信任和归属感等（蓝煜昕、张雪，2020）。在疫情防控期间，一些文化韧性较强的社区的疫情防控工作得到了居民的积极支持，这得益于社区治理长期以来蕴含的社会资本在疫情防控期间得以激活。例如，自2011年以来，M社区在党的总支部委员会引领下开展社区自治工作，从最初10人构成的志愿团队扩展至2 600余人。其中，骨干志愿者达500余人，整个社区形成"树正气、讲文明、比奉献、顾大局、促和谐"的文化氛围。

第五节　结语

社区韧性作为整个韧性谱系的重要组成部分，目前受到越来越多的关注。既有研究较多从社会资本对社区韧性的影响方面进行阐释，而对于社会资本与社区韧性的关系、社区韧性如何被激活或生产，以及社区韧性的目标建构等问题缺乏深度探究。本章虽然沿用了社会资本理论对重大疫情下社区韧性具有积极影响的观点，但同时指出，社会资本作为客体要素，无法自动发挥对社区韧性的作用，社区韧性有时处于失灵状态。本章结合实际将专业社会工作这个主体纳入分析视野，强调专业社会工作通过联系多元主体，形成社区韧性主体；通过扩大社区信任范围、整合资源网络、重构社会关系，实现社区韧性的激活与生产；通过心理韧性、组织韧性和文化韧性的构建，实现韧性社区建设的目标。在疫情暴发之初，由于缺乏可参考的专业经验和可借鉴的国际惯例，中国社会工作力量坚持"摸着石头过河"的原则，及时主动融入具有中国特色的党建引领多元主体联防联控的社区治理格局中。社会工作介入此次新冠疫情实践体现出许多本土性特质，这些特质丰富了社会工作本土化理论元素。今后的研究可以聚焦社区韧性的本土理论建构，并从操作性角度对社区韧性的评价指标进行研究，对常态化治理和非常态化治理背景下的社区韧性水平进行测量。

第五章 迈向赋权由人的乳腺癌患者 社区康复社会工作整合 实践与本土理论建构

徐选国　赵　杨

摘　要： 赋权是社会工作者协助服务对象增进自身权能的过程和结果，但在实际服务中却出现了服务对象在某种程度上的去权，以及在服务关系中的主体性弱化，导致赋权悖论的产生。这与赋权理论自产生以来就形成赋权予人的专业脉络及其对社会工作者的专业实践进行着深刻的形塑和规训密切相关。笔者在对上海市黄浦区妇女联合会推动的"蓝丝带爱心关护"社会公益项目——乳腺癌患者康复服务项目——实践情况进行质性研究时发现，社会工作者与医疗系统、公共卫生、心理咨询等专业力量形成了整合性服务网络，建构了由"多学科支持、多主体联动、多理论融合、多系统连通"所组成的社会工作服务实践，促进了乳腺癌患者主体性的生长与再生产，即：服务对象作为一个独立自由的个体获得了自己的主体性权利，同时作为一种从属于社会关系的个体又履行了自己的主体性义务，权利自觉与义务自愿是推动自我持续性赋权的核心动力。本章将这种通过整合性行动聚焦服务对象主体性生长的实践概括为赋权由人的服务取向，超越了以往较为碎片化的赋权悖论讨论或实践研究，促进了赋权理论在本土实践中的理论创新与实践效能。

关键词： 赋权理论；主体性残缺；赋权予人；赋权由人；整合性实践

第一节　问题提出

赋权（empowerment）概念是所罗门等在黑人聚居社区中进行社

会工作实践时的重要理论创新成果。所罗门等认为，在社会环境中存在压迫和阻碍人们发展的权利障碍，人们在这种环境中逐渐产生"无力感"与"失控感"，甚至影响其正常的社会生活与社会交往，而社会工作者进行赋权服务，可以增进服务对象与其所处社会环境的正向互动，挖掘服务对象的优势，提升其自主决策能力与社会参与能力，帮助服务对象在生活中增强控制感、减弱无力感（Petite-Manns W，1987）。赋权工作方法突破了病理取向"归因于内"的价值认识，关注到社会系统中的权力障碍和结构性因素对服务对象发展的限制与排斥，开拓了社会工作新的认识领域。经过多年的发展，赋权理论已经成为社会工作领域的重要理论基础与实践框架，其中的"去污名化""去标签化""增强权能""赋予权力"等核心价值理念得到了社会工作者的广泛认可，在国内社会工作实践中也被普遍使用。

那么，赋权理论在社会工作实践中的实际效用如何呢？有学者指出，在具体实践中存在着社会工作者不加批判地使用赋权理论、假设赋权服务会毫无疑问地带来积极结果的现象（Berg M，Coman E，and Schensul J J，2009），他们没有关注到围绕着赋权本身在社会工作者与服务对象之间产生的权力紧张关系。在家庭服务、青少年服务和老年服务等多个领域中，一些学者指出，在赋权服务中存在着赋权悖论现象，即社会工作者为服务对象提供赋权服务，却使其产生某种程度上的失权甚至去权现象（Ngai S Y and Ngai N‑P，2007；Lam C M and Kwong W M，2012；Dunn H and Moore T，2016；吴帆、吴佩伦，2018；Okpokiri C，2020）。因此，既有研究提出了"反思式赋权服务"（Bay-Cheng L Y et al.，2006；Yip K S，2004）、"参与式赋权服务"（Cornish F，2006；Trotter J and Campbell C，2008），以及"合作式赋权服务"（Lam C M and Kwong W M，2014）等主张。尽管赋权悖论现象在某种程度上已经被研究者和实践者所认同，但这些讨论主要集中在其理论风险与实践思考上。事实上，它们在理论的创新性与完整性上仍然存在限度。

笔者通过对上海市黄浦区妇女联合会推动的"蓝丝带爱心关护"社会公益项目——乳腺癌患者康复服务项目（以下简称"蓝丝带"项目）的长时段参与式观察发现，社会工作者通过整合康复服务项目中的医生、社区公共卫生专家、心理咨询师、社区工作者等不同主体的力量，形成了优势互补的康复服务网络；同时，项目实施过程中逐渐形成以服务对象为中心的服务实践，激发了乳腺癌患者的主体性，在保障她们获得主体权利的同时，也引导她们积极承担相应的义务，促成了该群体在权利自觉与义务志愿上的主体彰显，推进了该群体的持续性赋权。本研究的核心问题是，"蓝丝带"项目如何促成了乳腺癌患者的主体性生长，并促成了该群体的持续性赋能实践？质言之，促成乳腺癌患者康复服务得以彰显服务对象主体性的内在机制是什么？本章结合本土社会工作的整合性实践，着力呈现社会工作联合多元力量构织乳腺癌患者康复服务网络的实践逻辑，从服务对象主体性生长与再生产过程中找到破解赋权悖论的服务取向，并将这种取向概括为赋权由人的赋权实践，进一步阐释这种实践的内在机理与核心观点，为赋权理论的本土应用和服务对象的持续赋能探寻可行之道。

第二节　赋权产生、赋权悖论与
赋权由人的实践脉络

权力作为"掌控"的代名词，渗透在人们日常生活中的方方面面，人们或多或少地面临着直接或间接的权力障碍，这些障碍影响着人们拥有、获得更多发展自己的机会和资源。然而，特定的因素使得令人窒息的"无力感"产生，且在个体与社会的交往过程中不断被习得和内化，普遍的无力感成为一种社会现实。基于人们权力缺失的现状，1976年，所罗门在黑人社区中发起赋权运动，以突破现实生活中的权力障碍，增强黑人族群的"控制感""能力感""获得感"，并取得了良好成效。但受个体因素和结构因素的交互影响，赋权理论一直存在着"减权"甚至"去权"的实践悖论，具体表现为专制赋权与工具赋权两种形式。学界也对此进行了广泛关注并积极探寻破解之道。

一、权力障碍、无力感与赋权的限度

1917年，里士满（Richmond）结合医学思想出版的《社会诊断》一书奠定了社会工作专业化的基础，随后功能学派、诊断学派和心理社会学派开始在社会工作领域内长期地占据主导地位，将人视为自身问题产生的根源而加以治疗或矫正，旨在实现人与整个社会的正常化发展。随着时代发展，人们逐渐意识到社会结构的不公和压制才是造成自己痛苦的主要根源。20世纪60年代，部分受压迫群体和被污名化群体走上街头，进行大规模的社会运动，为自己而战。这驱动着社会工作对其严重依赖的实务模式——将医学、心理学作为回应社会问题的依据——进行了深刻反思，关注到权力障碍与无力感之间的作用关系并对其进行研究。无力感是指社会中受到社会歧视的群体所表现出的一种普遍感觉（Kieffer，1984），亦指被污名化群体社会成员身份的一种潜在后果，即该群体在与社会主要机构的互动中经历了负面评价和歧视（Petite-Manns W，1987）。所罗门（1976）指出了三个潜在的无力感来源：受压迫者的消极自我评价态度；受压迫者与影响他们的外部系统之间的消极互动经验；更大的环境系统妨碍和拒绝弱势群体采取有效行动。研究进一步发现，无力感不仅是一个被污名化和受压迫群体的问题，而且被视为民众普遍面临着的一个问题（Berger P L and Neuhaus R J，1977）。

人们深刻地感受到了在他们的生活环境中的权力障碍（Solomon B B，1976），许多人意识到自己在面对经济制度、政治制度、教育制度、司法制度，甚至在更直接的层面上面对家庭和同辈群体时的无能为力（Parsons R J，1991），他们缺乏权力，同时也被权力所压迫。桑内特、科布（Sennetr R and Cobb J，1972）和康威（Conway M，1979）指出，权力的缺乏包括以下几个方面：缺乏经济上的安全、缺乏政治领域的经验、缺乏获得信息的机会、缺乏财政支持、缺乏抽象和批判性思维的培训、面临着身体和情感上的双重压力。所罗门（1987）则将权力缺乏与权力压迫整合为直接权力障碍与间接权力障碍。他指出，直接权力障碍是指并未被纳入个人的发展经验，直接被一些主要社会机构的代理人所利用而造成的权力障碍。而间接权力障碍是指那些融入个人的发展经验，作为获取其他重要资源的一种"中介结构"障碍，如教堂、社区协会和社区组织这样的"中介结构"已经侵蚀了个人与环境之间的谈判关系。这显现了一种文化价值观，这种文化价值观声称个人的自主权正面对着具有压倒性社会力量的社会政治现实（Simmel G，1977）。

我们可以看到，个人和环境系统之间的权力差异如此之大，以至于个人无法将自己视为有能力为自己采取行动的人。面对这一严峻的社会现实，赋权取向的社会工作实务开始悄然酝酿。赋权理论起源于所罗门针对受压迫的黑人族群进行的研究，并且早期应用于少数族群工作方面（Solomon B B，1976）。它是指减少对个人或群体具有压倒性的无力感，并指导人们的生活朝着合理满足的方向发展（Petite-Manns W，1987），进而提高控制自己生活的能力，提升自尊感和自我效能感。在这一过程中，社会工作者是人们解决自身问题的朋友和伙伴，他们帮助人们成为自我解决问题的行动者。《韦伯斯特新世界词典》（1982）将"赋权"定义为"赋予能力"。其假定权力是由别人给予某人的。然而众所周知的是，权力很少被放弃，当人们掌握权力时，通常可能是拒绝分享或进行一个最低限度的分享，绝不是简单地给予或移交。有学者给"power"一词加上前缀"em"，并将权力界定为获得或发展权力、持有或夺取权力、促进或扶持权力的过程。这一定义准确地反映了社会工作的干预实践。基弗（Kieffer C H，1981）在他的研究中报告了赋权过程的必要条件：第一，促进形成积极社会参与的个人态度或自我意识；第二，增强对社会和政治环境进行批判性分析的能力；第三，发展为实现自己的目标而制定行动策略、培养资源、与他人合作和实现集体目标的能力。可见，赋权理论的核心强调人的主体性及其对社会政治议题的积极反映，并形成有利于改善个体或群体处境的行动。

追求平等与个体自由的社会运动强调人的主体性回归，并促使了对病理取向社会工作实务的专业反思，不断追寻以"人"为核心的社会工作本质。受此影响，英国及其他国家的社会工作者逐渐走出了服务个体化、狭隘化和病理化的困境，不断关注到结构因素对个人发展的制约。他们通过赋权行动协助服务对象提升其获取权力、控制权力甚至改变权力的能力。然而在这一过程中，社会工作者的专业自主权和服务对象的决策自主权之间存在紧张关系，主要表现为专业自主权有意无意地给决策自主权带来侵蚀，造成服务对象低能、去能乃至增能异化等赋权悖论，即社会工作者为服务对象提供以赋权为目的的服务，却在某种程度上使服务对象的自我权力损伤甚至失去，减少了他们进行自我持续性赋权的机会。尽管有不少学者意识到赋权实践中的这种追求平等却再造了专业关系不平等的事实，但是真正平等的专业关系建构十分困难，导致社会工作的赋权行动难以达到其预期目标。

二、专制赋权与工具赋权

在社会工作实践中，结合既有研究进展，本章将赋权悖论概括为专制赋权和工具赋权。专制赋权是指社会工作者将自己作为专业人士对服务对象进行指导教育，降低了服务对象自我决策和自我控制的权力和能力。米诺（Minow M，1985）认为，赋权本身会面临有差异的困境，社会工作者将服务对象的需求或问题视为环境压迫的结果，因而通常把自己的角色定义为干预服务对象与环境之间的互动，开展服务主要针对互动的个人、家庭或群体（Petite-Manns W，1987）。这种干预广度增加了从中借鉴的学科广度，并且实质上使得知识在服务领域内成为一种极大的优势，社会工作者作为专业人士的知识优势为他们在服务关系中的主导地位提供了正当性（Freidson E，1994）。福柯（Foucault M，1980）认为，知识与权力的关系密不可分，因为在实践中，知识总是被应用于社会行为规范中并使人在权力阶层中向上移动。而社会工作者的服务对象通常处于贫困与被剥夺的情境之中（Schorr A，1992）。这限制了服务对象获取与拥有比社会工作者更多知识的可能性，社会工作者在服务关系中占据有利地位，因而具有权威性。纳尔逊（Nelson G et al.，1998）进一步指出，在多年社会化背景下，"控制"的法令和社会工作者作为专业人员唯一拥有"知识和真理"的观念不断灌输和内化给我们。这使得在赋权过程中，服务对象往往不是感到通过自己获得权力，而是感到被"专业人士"赋权（Lam C M and Kwong W M，2012）。这也使得原本就缺失权力的服务对象感到更加无能为力，赋权服务实质上异化成"减权"甚至"去权"

服务，可能加剧服务对象的无权状况，背离了赋权服务的原初理念。

工具赋权是指随着外部服务环境的变化，赋权服务的可能性会被结构和意识形态塑造或限制（Williams L and Labonte R，2007），进一步使社会工作者有意无意地产生利己行为，导致赋权服务工具化的现象。克拉克（Clarke J，1996）提出，市场化和新管理主义消解了社会工作服务机构和社会工作角色。林青文、邝伟民（Lam C M and Kwong W M，2012）在一项旨在发展一种新的父母教育模式的行动研究中发现，中国香港特别行政区政府与专业人士相互配合建构父母教育的重要性，使父母注重寻求专家意见并得到其指导，从而把自己的教育权交给专家，即使在一定程度上提了父母的教育能力，也在不知不觉中剥夺了父母的教育权力。斯宾赛（Spencer G，2014）在一项关于赋权与年轻人健康的人种志研究中指出，年轻人的健康被官方定义了，赋予权力的过程是与官方定义的积极健康做法相一致的行动，这种做法忽视了一些年轻人可能具有的与他们的健康相关的不同优先事项和促进健康的替代方法（Percy-Smith B，2007；Spencer G，2013）。在这样的情境中，社会工作者陷入了两难困境，他们不被服务对象信任，也不被政府信任，逐渐由服务提供者变成了管理者、控制者，甚至惩罚者（Jones C，2004）。同时，在社会工作机构企业化运作的影响下，社会工作者自身的风险性增加，赋权的内涵变得越来越模糊，且社会工作服务也越来越偏向管理和资源的链接（童敏，2019）。有效回应服务对象需求并促成他们改变的专业活动因日益增加的个案量、行政事务以及服务信息化/档案化等重重压力，不再被社会工作者所重视；一些活动难以为继。为了完成规定任务和达到绩效要求，社会工作者可能会自觉或不自觉地降低服务质量（21st Century Social Work Review Group，2006），隐瞒部分信息并引导服务对象契合社会工作者的自我需要和社会工作机构的目标，进而出现合法化操纵服务对象的情形。上述行为在赋权服务中日益普遍，社会工作者通过建构自己的专家身份，引导服务对象配合自己的工作导向以完成工作任务，并将赋权服务作为一种流行的服务方法，而不管服务对象是否适合进行赋权服务或者是否真正达到赋权目标（Yip K S，2004）。社会工作者根据自己的需要对服务对象进行形塑，这种行为使赋权服务出现了某种程度上的倒退，在某种程度上丧失了其题中应有之义，实质上成为控制社会的帮手（21st Century Social Work Review Group，2006；Spencer G，2014）。

总之，在复杂权力关系的影响下，服务对象接受的某些"事实"不一定是真正的事实，社会工作者可能会以一个"高权者"的姿态将自我理解的"事实"建构为服务对象所理解的"事实"，并受环境结构影响有意无意地产生利己行为，导致服务对象的主体性在社会工作者的专业化压迫和合法化操纵下被削弱甚至丧失。笔者认为，这种赋权服务实际上是在"赋权予人"服务脉络下进行的"伪赋权"服务，具有自身无法弥补的局限性。它拷问着当前的社会工作赋权实践缘何走向去权化实践，催生着注重激发服务对象主体性的新型赋权服务取向的生成。

三、赋权由人取向的实践探索

鉴于专制赋权与工具赋权这两种"赋权予人"式的"伪赋权"服务损害了服务对象的主体性与能动性，背离了其"赋权"的初衷，研究者们指出，在赋权服务过程中应注重非指导性、反身性与合作性（Barry M and Sidway R，1999；Sadan E，1997），并从多个角度对其进行广泛的实践探索。

一部分研究者从赋权服务的结果出发来阐释赋权服务的重要效用。在一项关于舞蹈者课堂情感状态的研究中，研究者发现舞蹈者对教师创造的赋权环境的感知正向预测了舞蹈者在课堂上的积极情感变化（Hancox J E et al.，2016）。同样，一项关于运动员感知教练营造的动机气氛对自己目标动机、目标调节和目标参与的影响研究显示，当处于教练营造的赋权环境中时，运动员更可能追求具有自主动机的目标；相反，在非赋权环境中，运动员更可能选择受内外部压力控制的目标（Martínez-González N et al.，2021）。我国香港地区学者甘炳光（Kam P K，2002）也在社会服务专业人员和老年人的服务实践中发现存在着专业权力控制服务对象的倾向。这说明，积极支持的赋权环境能够促进个体的主体性作用的发挥，消极控制的赋权服务实际上增加了服务对象的无力感、无能感和低自尊感。

另一部分研究者从赋权服务的过程入手，探寻提升赋权可能性的模式方法。服务语言进入了研究者的视野，他们在研究中发现，服务语言的隐性去权形塑着服务者与服务对象之间的权力关系，并提出可通过"资源导向的语言""协作的语言""所有权的语言""解决方案的语言""可能性的语言"等来增加服务对象的主体能动感受和权力感受（Malterud K and Hollnagel H，1999；Greene G J，Jee M Y，and Hoffpauir S，2005）；而对于服务方法，研究者指出在医疗小组中增加人际互动、经验分享和情感体验等支持性因素能够显著增强患者的赋权效果，提升其自尊自信与自我效能（Wood T E et al.，2010；Mo P K H and Coulson N S，2014），且与社区生活相联系的小组服务能够增加个人与集体赋权的可能性（Boehm A，2003）。

不难看出，研究者们已经意识到了赋权服务过程中隐含的"赋权悖论"，并从不同的研究视角出发进行实践探索，取得了一定的研究成果。这对我们理解、开展和研究赋权服务是有价值的，但这些探索和实践较为零散化与碎片化。笔者以"蓝丝带"项目为研究对象，更加注重探寻尊重服务对象主体性、激发他们主体行动的新型赋权服务取向，以期形成具有系统性、指导性的理论突破成果。

第三节　社会工作介入"蓝丝带"项目小组
乳腺癌患者康复服务的整合实践

一、研究方法与案例介绍

本章以 2014 年以来"蓝丝带"项目为基础，运用质性研究中的案例研究方法深入呈现社会工作联合多主体促进乳腺癌患者康复服务的行动逻辑与微观机制。

既有研究表明，案例研究有助于体现对理论的建构与验证功能（Eisenhardt K M，1989）。本研究通过对该项目的案例研究，旨在评鉴赋权理论在实践中的应用效度与限度，并结合实践对赋权理论进行新的可能性建构。乳腺癌作为一种女性常见的恶性肿瘤，其发病率、死亡率分别位居全球女性恶性肿瘤的第一位和第四位。在我国，乳腺癌对于妇女身心健康的严重威胁是不言而喻的。2007 年，上海市修正的《上海市实施〈中华人民共和国妇女权益保障法〉办法》第二十四条第二款规定："市和区县人民政府应当至少每两年安排退休妇女和生活困难的妇女进行一次妇科病、乳腺病的筛查。"上海市黄浦区妇幼保健所是专门为妇女儿童提供健康教育、预防保健、常见病筛查和卫生信息管理等公共卫生服务的专业机构，长期以来承担着落实政府有关惠民政策的任务，其中针对广大居民进行的"两病"（妇科病、乳腺病）筛查就是自该政策实施以来持续至今的重要举措。

自 2008 年起，上海市黄浦区妇女联合会与上海市黄浦区妇幼保健所联合实施市政府为退休和生活困难妇女进行妇科病、乳腺病筛查的实事项目。工作人员发现多位罹患乳腺恶性肿瘤的妇女，在随后的康复治疗中发现单纯的物理治疗效果不尽如人意，乳腺癌疾病的特殊性给妇女的生活带来了长久的伤痛。区别于其他地方仅仅发挥政策要求的"两病"筛查功能，上海市黄浦区妇幼保健所自 2014 年以来，就将筛查结果作为进一步提供康复服务的重要依据，通过融合社会工作、医学、公共卫生、心理学等多学科力量，从发现癌症患者到持续进行康复服务，进一步将服务扩展至预防性服务，构建了针对普通人群和乳腺癌人群的强有力的服务网络。具体而言，从 2014 年开始，上海市黄浦区妇幼保健所提升其服务层次并扩充保健内容，承接了上海市黄浦区妇女联合会的专项服务项目，延伸出了"蓝丝带"项目，为服务对象提供心理支持、身体康复和志愿服务等。2019 年，"蓝丝带"项目引入"将癌症作为慢性病进行健康管理"的概念，在服务对象中建立慢性病自我管理小组，促使服务对象减缓压力、转变认知、进行自我管理，并开展多种形式的社区活动，协助服务对象融入社区、回归社会。至此，该项目的服务内容和服务模式基本成熟。截至 2023 年，"蓝丝带"项目已开展了 9 年，形成了一套全人健康康复服务模式。

社会工作者往往并非独行者，通常在团队中与其他社会工作者或其他职业的服务者进行合作服务（Doel M，2012）。同样，在我国本土社会工作实践中，有学者以残障儿童康复服务项目的实践为例概述了社会工作以服务对象需求为中心的服务实践，形成了基于多学科合作生产进行服务整合的创新模式（邓锁，2019）。在本项目中，P 社会工作团队以社会工作方法为桥梁纽带，以乳腺癌群体的身体康复需求（医学）、心理健康需求（心理学）、社区健康指导需求（公共卫生）等切实需求为出发点，整合医学、公共卫生、心理学等服务资源，开展了个案辅导、小组服务活动和社区融入等活动，为罹患乳腺癌疾病的妇女提供了融心、身、社为一体的综合性康复服务支持体系，发挥了 1＋1＋1＋1＞4 的服务效用。

笔者自 2019 年起以评估者身份持续参与了此项目多年来的开展与运作实践，聚焦于探究社会工作者与服务对象、服务对象内部，以及服务对象与环境的互动关系和行动逻辑；通过参与式观察、深入访谈和文本档案分析等方式收集了有关研究资料。参与式观察主要是指笔者参与到"蓝丝带"项目的服务实施过程中，亲身感受与体会其服务过程和实践逻辑。深入访谈对象主要包括项目主要负责人、P 社会工作团队主要成员、"蓝丝带"项目中的成员，以及项目购买方和第三方评估机构成员等，旨在多维度了解多主体在参与服务康复实践中的行动实践，以及服务对象的康复变化和主观意义等。文本档案分析主要是指对"蓝丝带"项目自开展以来的文件档案材料进行分析，包括项目申请书、活动计划和评估报告等。为了保护有关人员隐私，我们对被访者进行了化名处理。

二、"蓝丝带"项目小组乳腺癌患者康复服务理论解释框架

在研究中我们发现，服务对象常常置身于他者（权力）建构的"事实"中，主体意识薄弱，而传统赋权理论受个体因素和结构因素的交互影响存在着自身无法弥合的局限性，又难以使服务对象在赋权服务中发挥自身主体性，甚至进一步削弱了服务对象的主体意识。赋权这一理论维度无法真正为服务对象赋权，而主体性视角则可以成为增强服务对象主体性的有力支柱，主体性视角相信人是独立自由的个

体，是不受客体束缚的本原的存在。人们可以通过发挥自身的主体性作用推动自由解放，削弱权力束缚，这种对于人的主体性作用的发挥促进了个体的意识觉醒与自我重构，也弥补了赋权理论中服务对象主体性的缺失。叙事理论指出，强大的权力会压制并促使我们与时代主导的"事实"相一致。福柯论述了话语、知识与权力的关系，认为权力与知识是联系在一起的，人类的一切知识是通过话语构建的，知识与权力是相互促进的共生关系，权力通过对"事实"进行论述并将其结果生产为普遍化"知识"，即主流叙事，对人进行驯服。叙事理论提出，发挥主体间的互助自助作用，将主流叙事定义的"问题"外化，寻找与创造非主流叙事并对"问题"进行重新解读，协助人进行自我体验、自我解释并自我建构故事，以形成新的理解与认知。

主体性视角、叙事理论与赋权理论中"个体性"的反思批判精神和"社会性"的行动传统的内核一脉相承。本章通过发挥赋权理论的积极性和进步性来激发主体性视角中个体的主体性尊重与主体性发扬，助推非主流叙事对主流叙事的省察与重构，使这三种理论相互贯通、彼此支持，合力打造一个有机的理论解释与服务框架（如图 5-1 所示）。

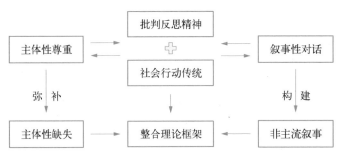

图 5-1 "蓝丝带"项目小组乳腺癌患者康复服务理论框架图

三、"蓝丝带"项目小组乳腺癌患者康复服务的本土实践逻辑

本章通过整合主体性视角、叙事理论与赋权理论三种理论视角，关注服务对象的自我主体性得以积极发挥所带来的力量感、在主体间的互助自助关系作用下解构"疾病事实"，重新书写积极的生活故事和叙事，强化乳腺癌群体对自我与环境的批判与反思精神，促进服务对象在社会环境中的自我价值实现，持续性地进行自我赋权。在这一过程中，社会工作者亦积极发挥自身的能动作用，协助服务对象进行自我赋权（刘莉、何雪松，2021），通过整合康复服务、公共卫生和心理健康等支持性资源，为服务对象提供多层次、多方面的系统性服务框架与服务网络。

1. 深化主体互助思想：实现自我疗愈和自我增能

在本案例中，"蓝丝带"项目以宗族乡邻间的互助自助精神（孙欣，2017）和我国的互助合作经验为社会心理基础和文化根基，辅之以国外的互助自助思想，发展具有本土适切性的慢性病管理小组，明确界定了 P 社会工作者（以下简称"P 社工"）的权责。其具体权责取决于服务对象分享权利的意愿，基础要求是社会工作者应专注于小组的目标和方法，而非试图强迫小组解决所谓服务对象的"问题"（Trainor J et al.，1997），遵循服务对象自我选择、自我管理、自我监督、自我服务的原则，由服务对象进行小组运作，P 社工作为小组的资源链接者和催化协调者而存在，助力乳腺癌群体的疾病自我管理与小组的整体发展。

> 小组中有好多医生给我们介绍减压知识、养生知识、健康知识，我们懂得了很多知识，在家里自己就能照顾自己。还有打太极拳和

练瑜伽,我也会在身体允许的情况下尽量参与。(2021821-B成员)

我原来不会打太极拳,也不会练瑜伽,现在学会了太极拳,也懂了一点儿瑜伽,这是我的收获。我原来不可能到中大型的这种三甲医院去看病的,听了专家讲座后,现在对这方面的情况有了一些了解。我还学了手工、养花,在家里也可以做一些营养餐和养生茶吃。(2021820-H成员)

在小组里,成员们通过学习养生保健知识和康复运动知识,增强了对自我身体的管理能力与控制能力,逐渐降低因疾病带来的身体失控感,成为掌握身体主动权的责任主体。

我们现在有两个组长。年老的组长81岁了,她是大姐嘛,所以大姐讲话有号召力,我们都要听的。还有一个相对比较年轻的组长,她做事情比较多,能管理比较活跃的组员。她们做得很好,每次大家配合得都不错。我们小组内也形成了一个约定,比如说如果面对某种事情时,我们就按照大家普遍达成一致的意见排序去做。出现分歧的话,大家可以讨论。(2021731-P社工)

随着小组成员间相互联结、彼此支持、互相信任程度的加深,组长(小组协调员)在组内产生,规则在组内自然生成,小组成员的主人翁意识得以确立,价值感、参与感与控制感得到增强(Seebohm P et al.,2013),成员成为促进小组发展的权利主体。

"蓝丝带"项目小组就这样慢慢地构建了一种"拟家庭化"的安全环境,这种"拟家庭化"安全环境根源于我国以家庭(家族)为核心的互助自助伦理传统(王思斌,2001)。在这种"拟家庭化"环境中，有共同创伤经历或有相同社会污名身份的服务对象在自愿平等的基础上走到一起，相互支持，彼此鼓励，作为小组的主人与小组成员共同成长。

> 不管搞什么活动，我都很积极地参加。我感觉，到那边去心里很放松，没有局促感，我们就像一个大家庭一样。我们在这里比较受尊重，不会被异样的眼光看待，而且在这里，遇到刚生病难受的姐妹，有这个经历多少可以给别人一点安慰，我们自己也会组织包粽子等活动。还有，像中共一大会址，我们想去参观，大家就组织起来，放松放松自己的心情。大家像朋友一样出去走走，聚在一起，有说不完的话。P社工的工作也做得非常仔细，她为我们想得特别周到，对所有人都那么好，非常值得信赖。（2021821 - W 成员）

她们在这样"拟家庭化"的小组环境中疗愈自我、确认自我、发展自我，P社工在这一服务过程中与服务对象一起组成每个成员的人际支持网络，成为其自我赋权的支持性资源（张时飞，2005），并对个别成员开展个案服务，兼顾成员的特殊性与普遍性特质。穆恩-吉丁斯和博克曼（Munn-Giddings C and Borkman T，2005）认为，正是自我责任与他人关系的互惠性（相互性）以及群体内的后续康复实践过程促进了服务对象的自我赋权。

2. 挖掘反思批判内核：促进行动省察和意识提升

P社工指出，在过往治病救人的经历中，社会工作者往往以一个患者的视角去看待患者，精确用药治病，切除病灶治病，将病尽可能治好，便到此为止。这就忽视了患者的社会属性对其病情恢复发展的影响。参加"蓝丝带"项目后，她对以往的病理治疗模式进行了反思和批判，关注到社会心理层面对人的影响，使自我得到了成长。

> 我是医务人员出身，我首先从医务角度讲。"生物—心理—社会"综合治疗模式是我们的一个新型模式，就是不要把她看成一个患者，而要把她看成一个人——一个生病的人。所以我们以前看病，把她治好就可以了，我们缺少的是对她的关心。她的身心健康、她的需求、她的生活方面是怎样的，我们以往很少关注这些。参加妇联这个项目以后，我们的思路改变了，我们把这些放在一起看了。（2021730－P社工）

通过以上论述我们可以看到，P社工在开展服务的过程中采用了区别于以往传统治疗模式的"生物—心理—社会"综合治疗模式为服务对象提供服务，带有强烈的反思批判精神，而这种精神正是赋权社会工作的核心特征之一（童敏，2019）。社会工作者作为社会结构中的一员，通常与服务对象一样在不同程度上受到社会结构的裹挟。这意味着反思与批判并非仅指代社会工作者促使服务对象看到社会结构对个人问题的建构，在更深层次上更是社会工作者对其自身的剖析与拷问。在专业服务中，作为"以生命影响生命"的主体之一，社会工作者的自身修养会对服务对象产生深远影响，所以在小组中，P社工不断促进自身省察，同时引导和协助服务对象进行自我反思批判和自我赋权。

> 我不在意别人，我只管自己的人生，走自己的路。每个人都要生病的，我不管人家说什么，不管人家的眼光，我说我的事

情，过我的日子，能够恢复到这样，就已经很开心了。我也在过好自己的日子，自己觉得开心就好。（2021821-J成员）

我现在已经做完手术了，只把自己看成一个健康人。我也常常这样想，已经从鬼门关兜了一圈，要珍惜自己。（2021823-W成员）

乳腺癌患者在经历病痛折磨与生命威胁后，将自我作为叙事对象并与自我展开对话，对"自我"进行重新解读，通过回溯过往生活经验，对疾病、身体与自我进行意义重整（侯慧、何雪松，2019），进行自我体验、自我解释、自我建构故事并建构新的理解与认知，成为了解自身价值的独立主体。

因为我们得的都是这个病，所以大家可以相互询问，什么都可以说，没有什么可隐藏的，交流起来比较顺畅。现在这都属于慢性病，所以我们每天都要开开心心。我一直说心情很重要，心情好了一切都好，不要去想这个毛病那个毛病——我每天都没毛病的，只要开心就好。（2021820-J成员）

当时的心情，那是真的难受。那个时候我很年轻，才44岁就得了这个病，后面化疗差不多要好的时候，头发都快没了。后来我无意中参加了这个活动。后来一听，我感觉还蛮好的，就开始慢慢地接触外界，讲出了自己的心声。我觉得很开心。（20210821-W成员）

在小组中，随着相互支持和信任程度的加深，服务对象之间的互助自助程度和自我披露程度逐渐提高，将自己的生活经验作为叙事对象并与他人的生活经验展开对话，扩展了自我看待现实的视野，关注到社会文化、社会资源、社会污名与社会排斥等结构性因素对自我境遇和自我体验的影响（童敏，2019；何雪松、侯慧，2020），看到问题困境中的自我优势，以更加积极的方式看待自己，成为能够行动自主的主体。她们在自我叙事反思、他人叙事反思中对"问题"和"身份"进行自我定义与自我赋权，且在更大的范围中持续开展反思批判与行动省察。

> 社会上是有歧视的。有一次我们出去玩，在车上聊天，说到这种药你是在什么医院开的，她是在什么医院开的。后来十个人一桌吃饭嘛，人家都不愿意和我们一起吃了。这些人其实对这种病不了解，这又不是传染性的，人们大多是谈癌色变。（2021821 - Z成员）

这些服务对象在这样的社会环境中积极地进行自我反思，挑战主流观念，重新定义她们的自我现实和自我身份，逐渐形成一种"小组叙事"和"集体社会身份"，提高了自我意识水平，增强了"处境反思能力和自觉行动能力"（Gaventa J，1993），并在实践中不断反思、再实践、再反思，进而强化社会参与和社会责任意识，在社会层面发出倡导，加强集体的社会身份建构。

3. 秉持"社会人"整全发展导向：促进个人与社会的有机互动（主体性＋叙事＋赋权）

在内部资源得到充分吸收利用后，"蓝丝带"项目小组成员开始谋求社会层面上自我境遇的改善，参与影响社区生活。区别于赋权予人的社会变革导向与激进工作方法，该项目小组赋权社会工作服务行动结合我国特殊实践语境，秉持着渐进发展、温和改良的社会倡导理念，P社工通过协助服务对象参与各种正向社区和社会活动，增进其社区融入和社会参与，进而提高其对社区和社会的正向影响力，如户外徒步活动、社区垃圾分类志愿活动、"微公益"活动等，不断扩大集体的正向感染力与影响力，将"小组叙事"转化为"社区叙事"（Rappaport J，1993），加强集体身份的社会认可。

> 我也希望以后把自己所有的经历和爱慢慢地尽自己所能传递下去。不管怎样，这个经历多少可以给别人一点安慰，就像刚刚生病的人，可能什么都不懂，我可以把自己的经验和听到的专家讲解的那些知识传播开。有时候我门口的人身体不舒服时，我就会跟他们讲一些注意事项。不管他们听不听得进去，我总归是在分享，总归是抱着好心。（2021821－W成员）
>
> 人家关心我，我也应该关心他人，分享一点爱。我觉得公益活动蛮有意义的。那些边远地区的人们比我们困难，我们有这个能力，也应该献一份爱心。（2021820－H成员）

服务对象自身的能力、价值感与控制感在社区和社会中得到反哺滋养，对自身所处环境的省察能力不断提高，在实践中进行反思，在反思中进行实践，不断扩大对社区和社会的正向影响，进行持续性自我学习与自我赋权。正如克罗克（Kroeker C J，2010）所说："行动在本质上与研究联系在一起，没有分析的激进主义适得其反，并有潜在的危害，'行动—思考—行动'的循环最有可能赋予权力。"

我在项目小组中感受到的很明显的一个改变就是服务对象的心态发生了变化。她们都很阳光，很健谈，你看不出她们是癌症患者，会觉得她们是一些非常热爱生活而且关心社会的人。有的还在自己的社区里做着志愿者的工作。这是一个改变——内在的思想观念上发生的改变。(2021730-P社工)

从"蓝丝带"项目小组成员的社区实践中我们可以发现，尊重人的社会性是服务对象进行持续性自我赋权的关键，脱离社会的自我赋权是危险的，这显示出"以互促自，以自促互"的本质，即处于"群体"之中。生态系统理论认为，个人的成长与其生活环境的改善密不可分。"人在情境中"理论也认为，个人的问题要放在具体情境中进行分析，因为个人问题是在特定的社会（社区）中产生的，这说明了人的社会属性。贾丽民（2013）认为，柏拉图（Plato）的"洞穴隐喻"也暗含着人的社会属性，即无论何人都要生活在社会之中。而人们基本上生活在各种意义上的社区中，社区作为人们进行交往互动、经济生活和情感联结的共同体，蕴含着丰富的社会工作的"社会性"意涵（徐选国，2017），使社会工作的"社会性"自始至终与整个赋权社会工作的服务过程相融，这是"蓝丝带"项目小组成员进行持续性赋权的关键。

总之，整个"蓝丝带"项目在实施过程中，虽然不同阶段各有侧重，但它们却相互贯通、相辅相成。服务对象在小组中不断学习知识、积累经验，提升了自我对身体的责任感与掌控感，并通过小组的日常运作与维护工作，自我选择、自我管理、自我监督、自我服务，增强了心理上的控制感觉和实践中的控制体验，通过自我叙事和他者叙事反思"自我问题"，开阔了看待自我和社会的视野，关注到个人问题中的社会建构因素,从"生活性"中挖掘"社会性"(刘亚秋,2021),在"社会性"中自我建构"生活性",进而迈向"社区叙事",持续地进行自我赋权。于是赋权由人取向的赋权社会工作实践逻辑得以形成,自我赋权的服务目的得以实现,服务对象的主体权利得以实现。

四、"蓝丝带"项目小组乳腺癌患者康复服务的成效分析

1. 身体逐步康复:从被动接受到自觉管理

接受过系列项目服务活动的"蓝丝带"项目小组成员重塑自我,成为更加积极向上、进行自我管理的"能动人"。

(1)服务对象的活动参与度高。在之前的每次活动中,服务对象大都能准时参与,受疫情影响,2020年以后,"蓝丝带"项目活动的总参与度为72%,但服务对象继续参与下一次项目的意向是100%,接受过项目服务的服务对象如无特殊原因,基本上都会继续参与后面的项目。在访谈中我们发现,服务对象期望这个服务项目能够一直实施下去。她们中的一些人表示:"这个活动组织得非常好,前年我们还为区妇联送了锦旗,希望能把这个项目一直搞下去。"还有一部分人表示:"每次活动一结束,我们就开始盼望着下次活动早点儿到来。"

(2)服务对象对服务形式满意度高。服务满意度问卷调查结果显示,"蓝丝带"项目小组成员对活动的满意度高达100%,其中选择"非常满意"的有98%,选择"比较满意"的有2%,多数成员认为"蓝丝带"项目服务内容非常贴心且有帮助。例如,有的成员表示:

我最喜欢的是康复锻炼活动中的太极拳。学太极拳不仅能让我静下心来,还能让我的身体得到锻炼。(2021820-H成员)

我对练瑜伽、插花特别感兴趣，在家里也种花。培训班上插好的花，老师都会送给我们，还会教我们怎么系围巾、制作手工香囊。（2021823－L成员）

2.心理韧性增强：从消极否定到乐观积极

　　心理量表前后测的统计结果显示，焦虑抑郁情绪有所改善的成员占比达100％，她们的生活变得多姿多彩，生活态度朝气蓬勃；有了各方面支持，心理状况发生了改变、生活质量有所提高的成员占83.33％（50/60）；基本上没有变化的占15％（9/60）；出现了小幅度的反复的占1.67％（1/60），原因主要是该成员疾病复发或受到家庭因素影响，出现焦虑情绪。睡眠质量和生活质量量表前后测数据显示，变化明显，睡眠质量和生活质量提高的占85％（51/60）；基本上没有变化的占15％（9/60），原因可能是其中2个服务对象第一次评分基础较好，改善空间较小，另外7个服务对象正处于化疗期间，改善不明显。

　　参加"蓝丝带"项目小组后，我感慨良多，真的很感谢这项活动，所以积极地去参与。这对我来说有许多好处，可以接触像自己一样的人。本来患病了心情比较低落，接触大家以后情绪好了很多，我非常感谢你们的关心。（2021821－B成员）

3.回归融入社区：从接受帮助到乐于助人

　　调查问卷的结果显示，通过心理支持，"蓝丝带"项目小组成员的朋友数量增加了一两个的占76.4％，她们与朋友的关系密切，得到朋友的支持；成员和邻里关系得到改善的占94.5％，愿意接受邻里的关心；成员夫妻关系融洽的占 90.9%，妻子在康复期间能得到丈夫的全力支持；在遇到烦恼时，愿意接受朋友或组织的帮助的成员占 85.5%。她们积极参与公益活动，勇于面对现实，树立了积极、乐观的人生态度，产出成效达到预期目标。

"蓝丝带"项目小组成员在接受区妇联、妇幼所、有关社会组织的关爱和帮助后，逐渐找回了健康和自信。从接受帮助到帮助他人，这是项目带给她们除自身改变之外的又一巨大成长。对内，她们从服务对象变成项目的志愿者，参与其中帮助其他成员：有的成员自强自立，成为独立主体；有的多才多艺，无私地为其他成员传授技能；有的把自己在"蓝丝带"项目小组中学到的健康知识和生活经验传授给其他病友；有的和项目一起成长，成为优秀志愿者，协助项目团队完成各项活动。对外，她们不断参与社区活动，融入社区，有的成为社区活动的积极力量，有的成为本社区的志愿者，共同组织并参与社会公益活动，真正做到融入社区、发展社区、回归社会。

> 很感谢区妇联支持我们，经常关心我们。通过这个平台我们互相熟悉了，心情也开朗了很多。为了感谢大家对我们的关心，我们也开展了捐赠活动，为困难的山区孩子捐赠学习用品，让他们能够顺利成长成才。（2021820-Z 成员）

第四节　迈向赋权由人的社会
工作本土理论建构

在上述赋权由人的社会工作实践中，我们可以看到，成员通过充分发扬自我主体性，促进了自我发展与社会关系的改变，在自我发展中影响社会，在影响社会中发展自我，通过自我和社会的有机互动，持续地进行自我赋权。

一、 从天赋权利到自我赋能： 主体性的产生与确认

贾丽民（2013）认为，对于人的主体性的关注来源于人与自然的辩证关系，人对自然的理解影响着对人自身及其权利的理解。在渔猎农耕文明时期，限于人自身的认识水平，人对自然的态度是敬畏与服从并存，遵从自然法则生存，将自身定义为自然的依附，权利意识淡薄。随着科学研究的进步，人们认识自然的水平提高了，启蒙运动应运而生。自然崇拜与神学宗教的束缚减弱了，人的能力和价值得到高度肯定，人以天赋的自然权利来确立自身，催生出征服自然的意识观念。工业革命以来，生产力水平大幅度提高，人类对自然开发利用的广度和深度达到前所未有的程度（穆艳杰、于宜含，2019）。自然在人面前彻底"祛魅"了，成为人们满足欲望的工具，人甚至宣称是自然的主人，其主体性得到了空前的强调——这种自然观投射到社会上则使得权利观发生某种转变，由天赋（自然）人权转变为人赋（自由）人权（贾丽民，2013）。人们为争取自己的权利而战，如黑人民权运动、女性主义运动、同性恋运动等，而争取权利的基础正是主体性的关键：个体的独立与自由（贾丽民，2013）。随着自然发出警示，人反思自身对自然的理解情况，认为人与自然是和谐共生的生命共同体（穆艳杰、于宜含，2019），其中暗含着尊重自然的主体地位、人与自然平等、自然亦有权利的理念，人的权利观念得到深化，主体性意涵得到拓展。

二、"权利自觉"与"义务自愿"： 主体性的内核与完形

我们可以看到，自然在与人的较量中不断溃败，人的主体性不断

增强。从某种意义上说，人与自然的关系是人一步步从依附自然、征服自然到独立于自然的转变，这显现出人与自然自由发展的本质（穆艳杰、于宜含，2019），普遍主体性得到确认，以平等与尊重为基础的独立自由权利观、个体权利特殊性深入人心，个体的自主性和选择能力得到广泛认可（贾丽民，2013）。但在关注到个体权利特殊性的同时，我们也不能忽视与其相对应的义务责任关系。个体义务通常被视为对他人、集体和社会所履行的责任，指涉道德约束、制度规范和法律要求等方方面面（肖霞、马永庆，2017），这表明义务是联结个体与其相对的客体的存在，并隐喻了个体的社会性身份，即个体出生、成长并互动于群体之中，需遵循群体契约精神，在享有个体权利的同时也要履行群体义务。而作为群体进行主要互动交往的社区，是个体进行群体义务实践的重要场域，个体在社区中充分发挥其主体性，成为有意愿、有协作的社区行动者（陈伟东，2018），在社区场域中积极履行自我义务，使权利与义务作为一个整体而存在，不过度强调任意一方。过度强调个体权利，往往会放大其私欲，侵犯他者利益，进而造成矛盾与冲突；过度强调集体义务，则往往会禁锢个体的正当权利，造成个体的主体性窒息（储昭华、汤波兰，2015）。因此，权利与义务应是一对统一、平等与互惠的范畴，集体保障个体权利的发扬，个体履行义务维护集体利益，相生相伴，相辅相成，形成权利自觉、义务自愿的良好局面，通过他者、群体和社会的力量来增强个体自主性。

综上所述，尊重和发挥主体性是维护服务对象作为独立自由的个体所应有的权利，并使服务对象正视作为特定社会关系中的个体所应履行的义务。赋权由人取向的赋权社会工作理论正是以发挥人的主体性为核心的，认为人能够通过努力促成自我改变，自己为自己赋权，在自我赋权的过程中获得控制感、价值感与尊严感，即服务对象在自我赋权的过程中感受到"自我"的存在，而非"自我问题"的存在。

三、 赋权由人社会工作理论的核心观点

赋权由人取向的赋权社会工作将服务对象视为独立人与自由人，尊重服务对象的主体性，相信服务对象有能力进行自我赋权，能够自我选择并为自己的选择负责。社会工作者在服务过程中亦作为主体而存在，扮演发现者与协助者的角色，与服务对象进行主体间的互动。赋权由人社会工作理论包含四种核心观点。

第一，作为独立人的服务对象与他人都是平等的，能够不依赖于他人做出选择。其选择的结果是基于自己的认识而行动的过程，其在认识上与行动上都是独立的。作为自由人的服务对象在充分认识自我和他人权利的基础上展开行动，其行动的范围不受限制，是有能力"做到自由"和有权利"去自由地做"的统一（徐正铨，2018）。

第二，服务对象的独立性与自主性是相辅相成的，能够通过提高自我认知水平来减少对他者的依赖性，提高自我独立程度，降低受他者限制的可能性，扩大可选择的范围，提高审视"自我"处境与觉察"自我"存在的能力。

第三，服务对象是独立的，同时也是属于社会的（刘亚秋，2021）。服务对象作为独立人与自由人的权利需在社会场域中得到实践，在"社会"中增进自我效能，在增进自我效能中影响"社会"，脱离社会性的自我赋权是无意义的。

第四，服务对象虽然能够自我赋权，却不能使自我赋权普遍化，因为这会损伤他人的主体权利，但可以通过主体间性确认主体间的共生性、平等性和交流关系。主体间性是普遍性的真实基础，它关注主

体与主体之间的关系，承诺了一个理性的共同体，对话、理解与协商是其实践路径（贾丽民，2013）。

综上可见，服务对象进行自我赋权具有可能性、正当性与合理性，并且能够借由"自我认知""社会性""主体间性"等进行自我赋权。赋权由人的理论框架如图 5-2 所示。

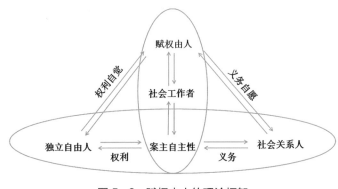

图 5-2　赋权由人的理论框架

第五节　结语

一、从"无能者"到"能动者"：社会工作者介入之后的群体镜像

赋权理论虽然一经移植就受到国内学界和实务界的大力推崇，但是回溯赋权理论发展的历史我们不难发现，赋权理论并不能实现真正意义上的赋权目标，在某种程度上，对类似黑人族群受压迫等问题至今都无法实现其赋权目标。社会工作者在以赋权为目的的服务关系中使得本身就存在权力缺失的服务对象进一步被削权，服务对象在某种程度上失去了对"自我"的掌控。既有研究虽取得了一定的研究成果，但较为零散化与碎片化，缺乏系统性的、整合性的理论突破成果，对赋权实务实践的指导作用较弱，"无能者"的阴影依旧笼罩在

赋权实践的上空，威胁着服务对象自我权能的发挥与发展。

在赋权由人取向的赋权社会工作服务中，"蓝丝带"项目小组成员充分发挥了服务对象的自我主体性作用，将自己视为独立人与自由人，发挥自我选择、自我服务和自我负责的能动作用；通过不断促进自我反思与提升自我认知来提高独立性与主体性，觉察自我、发展自我并完善自我；主动进入社会、融入社会，最终回归社会，在社会场域中反思自我、批判自我并重塑自我；通过自我努力，破除束缚身体与心灵的枷锁，不断提升自我学习与自我赋权能力，成为能够自我负责身体的责任人，成为能够觉察自我存在的独立人，成为能够履行社会职能的平等人。因此，服务对象并非"无能者"，而是被定义了的"无能者"，其实质上是具有自主决策能力和自我行动能力的"能动者"，能够通过积极地发挥主体作用进行自我赋权（李菲菲、王程韡，2019）。社会工作者应秉持赋权由人取向开展社会工作，充分尊重和发挥服务对象的主体性，为服务对象提供自我赋权服务。

二、赋权由人服务取向的建构：一种整合性的本土社会工作实践

服务对象的"问题"深受社会文化因素影响和赋权予人专业脉络建构，且社会工作者作为社会中的一员，亦常常被社会结构所挟带，被服务现实所胁迫，成为提供"专业服务"的"专业人员"。在大的背景下，服务对象和社会工作者自我赋权的可能性往往在一定程度上被限制了。"蓝丝带"项目则突破了这一结构藩篱与专业藩篱，建构了以多学科力量支持、多主体协助联动、多理论方法服务为中心的赋权由人的本土社会工作服务模式。

"蓝丝带"项目在服务过程和服务结果两个层面上发挥了社会工作者的强大资源整合作用。在服务过程层面，社会工作者明确自身权

责与服务角色，发挥资源整合作用、理论整合作用与服务整合作用，为服务对象提供成长发展平台与资源支持保障。在服务结果层面，通过"蓝丝带"项目过程性的、整合性的服务，推动形成了包括社会工作者在内的所有服务对象的自我提升整合和社会关系整合集体，以"自我"整合"集体"，以"集体"催发"自我"，形成整合集聚效应。服务对象进行自我学习、自我疗愈与自我赋权，责任主体意识、权利主体意识、自由主体意识和独立主体意识得以提升；社会工作者也在这一过程中促进自我反思与意识提升，与服务对象共同成长，在催发服务对象自我赋权的同时也进行自我赋权，诠释了赋权由人的真正含义。

三、未尽的议题

首先，本研究的成果能够助力中国特色社会工作理论体系的建构。尽管本研究仅是一个案例研究，但研究成果仍具有一定的理论推论意义。进行研究的目的并非追求统计意义上的理论结果，而是提供一种质性逻辑推论与分析概括。在"蓝丝带"项目的服务实践中，我们可以看到本土社会工作与专业社会工作的深度融合与互动重构，两者共同遵循社会工作的本质特征，即以人为本的根本逻辑（王思斌，2020）。在这一过程中，以上海市黄浦区妇女联合会与上海市黄浦区妇幼保健所为代表的本土社会工作充分借鉴学习专业社会工作的服务模式、工作方法，结合我国具体实践语境进行服务。借由这一本土赋权服务，增强专业社会工作的文化自觉与理论自觉，加深其本土感知与本土认可（何雪松，2014），提高学科自觉性与学科主体性（徐永祥，2018），回归真实的中国现实语境和脉络中，探寻社会工作助力服务对象实现自我赋权之道，形成了迈向赋权由人的本土社会工作理论取向。这种理论取向融入了中国社会中蕴含的互助伦理和求助关系文化，是一种更加符合中国情境的新型实践范式，但这种取向还需要不断在实践中应用，形成完善的实践框架和实践模式。

其次，本研究不仅证明了服务对象具有自我持续性赋权的能力，还证明了自我提升、支持资源和持续服务对服务对象进行自我赋权的重要性。"蓝丝带"项目自2014年开始实施，稳定持续的项目服务为服务对象提供了可持续成长的安全环境。在这一本土社会工作实践中，我们可以看到，服务对象在获得支持资源的同时提升了自我，在提升自我的同时建构了自我支持性资源，达到了"自我"和"社会"的有机互动，增强了自我价值感、自我控制感和自我成就感，提升了自我省察能力和行动反思能力，强化了社会参与意识和社会责任意识，扩大了集体的正向感染与正向影响，加强了集体身份的社会认可并在社会层面发出群体倡导，其以"自我"建构"社会"，以"社会"反哺"自身"，最终实现了自我持续性赋权，实现了赋权由人。为进一步增强"蓝丝带"项目服务的稳定性与延续性，社会工作者应助推赋权由人的本土社会工作服务模式进行制度化落地生根，创新制度服务机制。

最后，本研究尚存在一些不足之处。一是"蓝丝带"项目是以女性乳腺癌患者为服务对象的服务项目，没有包含男性在内，但本研究并未聚焦于女性视角，而是从具体实践情境出发进行研究，囿于研究群体的性别因素，可能在向其他群体推广研究成果时存在一些局限，因此还需进一步扩大研究对象范围，以对研究发现做全面检验。二是本研究服务对象是上海本地居民和常住居民，在向其他地区进行推广时，也可能存在一定限制，还需结合当地文化、经济环境对具体问题进行具体分析。

参 考 文 献

［1］安静怡. 社会工作介入突发公共卫生事件的实践研究［J］. 决策探索（中），2021（1）：90-91.

［2］本雅明·约里森. 将"文化韧性"作为文化教育的任务［J］. 第五届中德青少年文化教育研讨会发言论文［2020-11-11］未刊版.

［3］陈虹霖，胡萌萌，张莹. 疫情影响下社会工作介入认知障碍照料者的干预研究：基于 TSCP 干预模式的本土化实践［J］. 长治学院学报，2021，38（6）：39-48.

［4］陈佳，蒋晨曦，仇敬茹，等. 促进我国公共卫生社会工作课程体系建设：国外经验与国内探索［J］. 都市社会工作研究，2021（1）：70-92.

［5］陈蓉蓉，姚进忠. 社区为本：后疫情时期社会工作应对突发公共危机事件的行动逻辑［J］. 社会福利（理论版），2021（11）：8-16.

［6］陈涛. 灾害社会工作在疫情防控中的专业优势［J］. 社会工作，2020（1）：19-22.

［7］陈伟东. 社区行动者逻辑：破解社区治理难题［J］. 政治学研究，2018（1）：103-106.

［8］陈星星，徐选国. 绿色社会工作：迈向生态环境关怀的社会工作新论述：兼论对我国社会工作介入生态文明建设的启示［J］. 华东理工大学学报（社会科学版），2018，33（3）：1-10.

［9］陈洋，翟倚雪. 公共卫生危机后期医务社会工作的介入路径研究［J］. 中国社会工作，2021（9）：10-13.

［10］陈禹，徐明静，张蕾，等. 突发公共事件中医务社会工作介入机制研究［J］. 中国社会工作，2020（18）：17-23.

［11］储昭华，汤波兰. 在权利与义务之间：西方正义思想的价值论基础及其耦合［J］. 湖北大学学报（哲学社会科学版），2015（4）：15-20，148.

［12］崔应令. 直面人心的治理落地：女性生命力对国家治理的意义探讨：以武汉疫情期间"社工伴行"志愿者为例［J］. 社会工作，2021（5）：53-62，105-106.

［13］代文瑶，罗俐敏. 重大突发公共卫生事件对医务社会工作的影响：《关于加强应对新冠肺炎疫情工作中心理援助与社会工作服务的通知》解读［J］. 中国社会工作，2020（36）：4-6.

［14］邓锁. 合作生产与有效福利治理：基于一个社会服务项目实践的案例研究［J］. 中国社会工作研究，2019（2）：99-114.

［15］邓锁. 疫情危机中的社会韧性建构与社会工作定位［J］. 社会工作，2020

（2）：62－69，111.

［16］杜孝珍，袁乃佳. 公共卫生应急协同治理中志愿组织"嵌入"研究［J］.
北京航空航天大学学报（社会科学版），2020，33（5）：54－62.

［17］段棣飞，马登艳，李玲. 健康社会决定因素筛查工具的研究进展［J］. 中
国社会医学杂志，2021，38（4）：419－422.

［18］段文杰，卜禾. 韧性社区：从个体走向集体韧性：海外人文社会科学发展
年度报告［C］. 武汉：武汉大学出版社，2017.

［19］范斌. 社工，抗击疫情中一支重要的支撑力量：上海社工助力疫情防控
［J］. 中国民政，2022（7）：58－59.

［20］方琦，范斌. 突发公共卫生事件中社会工作的实践机制：结构性组织与阶
段性服务［J］. 华东理工大学学报（社会科学版），2020，35（1）：33－43.

［21］房亚明，周文艺. 服务与增能：社会工作介入突发公共卫生事件治理的机
制建构［J］. 长白学刊，2021，（5）：122－132.

［22］费梅苹. 政府购买社会工作服务中的基层政社关系研究［J］. 社会科学，
2014（6）：74－83.

［23］冯元. 天津港爆炸灾难救援中的社会工作服务开展［J］. 中国社会组织，
2015（17）：14－15.

［24］弗格森. 拯救社会工作：挑战新自由主义与促进社会正义［M］. 黄锐，
孙斐，译. 上海华东理工大学出版社，2019：15－75.

［25］甘再松. 疫情大考中，3500 余名北京"东城社工"成一线防疫主力军
［EB/OL］.（2020－08－03）［2020－11－03］. http：//www. cpwnews.
com/content－24－39752－1. html.

［26］高丽，于梦娇，赵环. 全球化背景下的生态议题与社会工作的绿色转向
［J］. 新视野，2018（4）：69－75.

［27］高艺多. 论辩、问题与道路：批判性本土社会工作之反思［J］. 探索与争
鸣，2020（3）：152－160，196.

［28］格勒特，布朗. 健康社会工作手册［M］. 季庆英，译. 北京：北京大学医
学出版社，2012.

［29］古学斌，齐华栋，Dominelli L. 空间正义与绿色社会工作介入：四川雅安
灾后参与式社区设计的行动研究［J］. 中国社会工作研究，2020（1）：1－
21，216.

［30］谷玉. 社会工作服务项目结果评估指标体系探讨：以"玉树灾后重建项
目"为例［J］. 赤峰学院学报（汉文哲学社会科学版），2017，38（2）：
52－55.

［31］郭慧初. 对我国医务社会工作的实践反思［J］. 新西部，2019（21）：81，
78.

[32] 郭建, 黄志斌. 中国健康治理面临的主要问题及对策 [J]. 中州学刊, 2019 (6): 68-72.

[33] 郭岩, 谢铮. 用一代人时间弥合差距: 健康社会决定因素理论及其国际经验 [J]. 北京大学学报 (医学版), 2009, 41 (2): 125-128.

[34] 国家卫生健康办公厅, 民政部办公厅. 关于加强应对新冠肺炎疫情工作中心理援助与社会工作服务的通知 [EB/OL]. (2020-03-05) [2020-06-05]. http://www.mca.gov.cn/article/xw/tzgg/202003/20200300025367.shtml.

[35] 何雪松. 社会工作的 "文化自觉" [J]. 社会建设, 2014, 1 (5): 36-41.

[36] 何雪松, 侯慧. 社会工作专业化进程之中的 "分" 与 "合": 以上海医务社会工作为案例的研究 [J]. 河北学刊, 2018, 38 (4): 163-168, 174.

[37] 何雪松, 侯慧. "过坎": 终末期肾病患者的疾痛体验 [J]. 社会学研究, 2020, 35 (5): 22-50, 242-243.

[38] 何雪松, 孙翔. 防范境外疫情输入的国际社区行动网络: 社会组织的社会工作干预 [J]. 河北学刊, 2020, 40 (6): 164-169.

[39] 侯慧, 何雪松. 重整生活世界: 慢病女性的日常身体实践 [J]. 上海大学学报 (社会科学版), 2019, 36 (4): 1-13.

[40] 胡晓龙, 赵姣文, 陈婷婷, 等. 公共卫生社会工作在新冠肺炎疫情防控中的适应价值探析 [J]. 中国社会医学杂志, 2022, 39 (3): 251-254.

[41] 花菊香. 突发公共卫生事件的应对策略探讨: 多部门合作模式的社会工作介入研究 [J]. 学术论坛, 2004 (4): 162-166.

[42] 黄佳豪. 社会工作介入突发公共卫生事件防控的实证研究: 以珠三角地区社工专业服务情况为例 [J]. 社会福利 (理论版), 2021, (10): 31-37.

[43] 贾丽民. 从天赋人权到人赋人权: 康德权利话语的倒转意义与内在困境 [J]. 中国人民大学学报, 2013, 27 (4): 64-69.

[44] 江维. 成都的社区、社会组织是怎么抗疫的? [EB/OL]. (2020-02-20) [2020-08-07]. https://new.qq.com/omn/20200220/20200220A0MTO600.html.

[45] 蒋澎. 自觉治理: 公共危机基层社会共治的行为动机及作用逻辑 [J]. 河海大学学报 (哲学社会科学版), 2021, 23 (1): 64-72.

[46] 金凤芳, 司汉武. 灾后儿童社会工作的运行与发展: 以雅安地震灾区为例 [J]. 社会福利 (理论版), 2014 (4): 5-8.

[47] 金锦萍. 口罩之外, 慈善组织还该提供些什么? [EB/OL]. (2020-02-04) [2020-10-11]. https://mp.weixin.qq.com/s/OSFYgkTOSVllKwsQNWu3fw.

[48] 蓝宇蕴. 社会工作应急治理制度化建设探讨: 以新冠肺炎疫情防控的广州

实践为例 [J]. 城市观察, 2022 (1)：103 - 115, 162 - 163.

[49] 蓝煜昕, 张雪. 社区韧性及其实现路径：基于治理体系现代化的视角 [J]. 行政管理改革, 2020 (7)：73 - 82.

[50] 李菲菲, 王程韡. 乳腺癌女性的自我赋权何以可能：基于癌症叙事的思考 [J]. 医学与哲学, 2019, 40 (6)：17 - 20.

[51] 李海垒, 张文新. 心理韧性研究综述 [J]. 山东师范大学学报（人文社会科学版）, 2006 (3)：149 - 152.

[52] 李红飞, 曾守锤, 莫健. 互嵌与共生：健康社会工作与公共卫生应急管理的理想关系模式建构 [J]. 中国卫生事业管理, 2021, 38 (10)：724 - 727, 731.

[53] 李俊, 吴永江. 系统论视域下新时代健康中国治理：逻辑结构与伦理向度 [J]. 西南民族大学学报（人文社会科学版）, 2022, 43 (5)：181 - 188.

[54] 李青, 谭卫华, 郑立羽. 大健康背景下公共卫生社会工作的发展 [J]. 华东理工大学学报（社会科学版）, 2020, 35 (1)：57 - 69.

[55] 李树文, 庞慧. 社会工作行业组织抗疫服务联动机制的实践探索与思考 [J]. 学会, 2020 (9)：18 - 23, 55.

[56] 李迎生. 将社会工作纳入国家重大突发公共事件治理体系 [J]. 社会建设, 2020, 7 (4)：10 - 13.

[57] 刘斌志, 程代超. 公共卫生社会工作：理论基础、实践策略及专业服务优势 [J]. 西华大学学报（哲学社会科学版）, 2021, 40 (2)：60 - 68, 77.

[58] 刘芳, 任敏, 吴世友. 公共卫生社会工作在应对重大突发公共卫生事件中的角色 [J]. 社会建设, 2020, 7 (3)：3 - 14.

[59] 刘改明. 分析社会工作与基层治理的协同发展 [J]. 大众标准化, 2021 (20)：167 - 169.

[60] 刘继同, 邓明国.《中国健康与精神健康社会工作制度百年历史回顾研究：纪念北平协和医院社会服务部百年华诞》专栏导读 [J]. 重庆工商大学学报（社会科学版）, 2022, 39 (4)：1 - 5.

[61] 刘杰, 李泽宇, 王双洋. 行动者视角下社会工作者参与国际化社区治理的策略研究：基于 W 市 Y 社区的案例分析 [J]. 社会工作, 2022 (3)：50 - 61, 106 - 107.

[62] 刘莉, 何雪松. 迈向整合范式的社会工作：超越科学与艺术范式之争 [J]. 中国社会工作研究, 2021 (1)：1 - 30, 258.

[63] 刘亚秋. "生活性"与"社会性"：社会学与文学的对话 [J]. 广东社会科学, 2021 (5)：192 - 201.

[64] 刘颖, 钟金娴. 社会工作参与危机管理的经验探索及本土化思考 [J]. 风险灾害危机研究, 2021 (2)：19 - 43.

[65] 刘振，徐选国. 从专业性、社会性迈向学科自主性：新时代我国社会工作学科建设的内在逻辑与发展转向 [J]. 学习与实践，2020 (1)：100-107.

[66] 柳静虹，沙小森，吕龙军. 社会工作介入公共卫生体系再思考：基于新冠肺炎疫情社会工作响应过程的反思 [J]. 华东理工大学学报（社会科学版），2020，35 (1)：44-56.

[67] 卢敏健. 专业社会工作嵌入性发展理论与实践研究综述 [J]. 社会与公益，2021，12 (3)：14-17.

[68] 陆士桢. 人类可持续发展中的韧性及其教育：中国的经验与思考 [J]. 第五届中德青少年文化教育研讨会发言论文 [2020-11-11]. 未刊.

[69] 马凤芝. 迅速与周到：香港社工界在非典时期的社会回应 [J]. 社区，2003 (13)：10-11.

[70] 马瑞. 突发公共卫生事件下我国城市社区治理的探索与启示：基于"结构—过程"的分析框架 [J]. 陕西行政学院学报，2022，36 (3)：37-42.

[71] 穆艳杰，于宜含. "人与自然是生命共同体"理念的当代建构 [J]. 吉林大学社会科学学报，2019，59 (3)：170-178，235.

[72] 奈杰尔·帕顿，帕特里克·奥伯. 建构性社会工作：迈向一个新的实践 [M]. 梁昆，译. 上海：华东理工大学出版社，2013.

[73] 彭静，王晨梦，马学思，等. 医务社会工作介入重大疫情防控面临的困境及对策研究 [J]. 中国社会医学杂志，2022，39 (4)：388-391.

[74] 乔益洁，赵文财. 经验与反思：玉树灾害社会工作与社区重建 [J]. 青海师范大学学报（哲学社会科学版），2013，35 (5)：1-6.

[75] 沈黎，史越，马凤芝. 发挥社会工作专业优势　深入参与新冠疫情防控："疫情防控中的中国实践：社会工作在重大公共卫生灾害中的角色与功能"研讨会会议综述 [J]. 社会福利（理论版），2020 (12)：60-63.

[76] 孙欣. 以仁为美，以和为贵：传统家训中的互助伦理 [J]. 河北师范大学学报（教育科学版），2017，19 (4)：47-51.

[77] 汤美玲，陈佩雯. 医务社会工作介入疫情防控的实践初探 [EB/OL]. (2020-04-15) [2020-08-18]. https：//mp. weixin. qq. com/s/dNxwqRDenR47-y1EpnuE_g.

[78] 汤修齐，邱服冰，邱卓英，等. 国际康复政策架构与核心内容研究：基于世界卫生组织康复政策文件的内容分析 [J]. 中国康复理论与实践，2021，27 (9)：996-1005.

[79] 童敏. 社会工作理论：历史环境下社会服务实践者的声音和智慧 [M]. 北京：社会科学文献出版社，2019：463-471.

[80] 童星. 兼具常态与非常态的应急管理 [J]. 广州大学学报（社会科学版），2020，19 (2)：5-15.

［81］汪斌. 健康中国背景下国民健康意识特征及影响机制［J］. 深圳社会科学，2022，5（3）：80-90.

［82］王枫云，何梅清，潘文杰. 突发公共卫生事件预警体系中的社会工作［J］. 开发研究，2021（3）：153-160.

［83］王杰，徐选国. 我国社会工作的合法性困境及其路径重构［J］. 中国农业大学学报（社会科学版），2018，35（2）：41-49.

［84］王磊，王青芸. 韧性治理：后疫情时代重大公共卫生事件的常态化治理路径［J］. 河海大学学报（哲学社会科学版），2020，22（6）：75-82.

［85］王思斌. 中国社会的求—助关系：制度与文化的视角［J］. 社会学研究，2001（4）：1-10.

［86］王思斌. 专业社会工作的嵌入性发展［J］. 中国社会工作，2010（10）：60.

［87］王思斌. 我国社会工作从嵌入性发展到融合性发展之分析［J］. 北京工业大学学报（社会科学版），2020，20（3）：29-38.

［88］王晓斐. 人工智能视域下的健康治理：技术进步与治理困境［J］. 中国科技论坛，2019（9）：7-9.

［89］王燕萍，白冰. 抗击"非典"特写：香港医务社工传递人间真情［EB/OL］.（2003-05-06）［2003-11-08］. http://news. sohu. com/45/11/news209091145. shtml.

［90］王勇. 组织韧性的构念、测量及其影响因素［J］. 首都经济贸易大学学报，2016，18（4）：120-128.

［91］王志中，杨晓东. 健康中国背景下的精神健康社会工作实务发展脉络及现状［J］. 卫生软科学，2019，33（10）：28-32.

［92］文军，何威. 灾区重建过程中的社会记忆修复与重构：以云南鲁甸地震灾区社会工作增能服务为例［J］. 社会学研究，2016，31（2）：170-193，244-245.

［93］文军，吴越菲. 灾害社会工作的实践及反思：以云南鲁甸地震灾区社工整合服务为例［J］. 中国社会科学，2015（9）：165-181，207.

［94］文军，吴越菲. 社区为本：灾害社会工作服务及其本土实践：以云南鲁甸地震灾区社会工作服务为例［J］. 河北学刊，2016，36（5）：153-160.

［95］文军. 疫情防控中的社会工作：可为与不可为［J］. 社会工作，2020（1）：12-15.

［96］吴帆，吴佩伦. 社会工作中的"赋权陷阱"：识别与行动策略［J］. 华东理工大学学报（社会科学版），2018，33（5）：10-20.

［97］吴晓林. 建设"韧性社区"补齐社会治理短板［N］. 光明日报，2020-03-25（2）.

［98］吴晓林，谢伊云. 基于城市公共安全的韧性社区研究［J］. 天津社会科

学，2018（3）：87-92.

[99] 向德平，张坤. 社会工作参与疫情防控的角色定位与实践方式 [J]. 社会工作与管理，2021，21（1）：5-11.

[100] 萧易忻. 中国医疗体制转型中的"双向运动" [J]. 文化纵横，2016（5）：56-63.

[101] 肖霞，马永庆. 集体与个人间权利与义务的统一：集体主义的本质诉求 [J]. 道德与文明，2017（2）：55-61.

[102] 谢杨梅. 糖尿病防控，深圳社工在行动 [EB/OL].（2021-04-22）[2021-08-11]. https：//mp. weixin. qq. com/s/4V_ppFJDhrUtj-yqLLlWAg.

[103] 徐步. 构建新型国际关系的理论内涵及时代意义 [J]. 国际问题研究，2021，203（3）：1-22，136.

[104] 徐选国，陈杏钧. 社会工作介入"社区韧性"的生产机制与"韧性社区"的目标构建：基于对重大疫情防控的经验研究 [J]. 河海大学学报（哲学社会科学版），2021，23（4）：68-76，107-108.

[105] 徐选国，刘莹，王艳红. 公共卫生社会工作的理论框架、实务模式与本土取向 [J]. 社会建设，2020，7（3）：15-27.

[106] 徐选国，徐永祥. 基层社会治理中的"三社联动"：内涵、机制及其实践逻辑：基于深圳市 H 社区的探索 [J]. 社会科学，2016（7）：87-96.

[107] 徐选国，杨威威，徐永祥. 人工智能时代的多重挑战与社会工作的专业回应 [J]. 人文杂志，2018（6）：120-128.

[108] 徐选国. 中国社会工作发展的社会性转向 [J]. 社会工作，2017，270（3）：9-28，108-109.

[109] 徐选国. 专业自觉与体系之外：社会工作介入新冠肺炎疫情初期防控的双重逻辑及其反思 [J]. 华东理工大学学报（社会科学版），2020，35（2）：10-20.

[110] 徐盈艳，黎熙元. 浮动控制与分层嵌入：服务外包下的政社关系调整机制分析 [J]. 社会学研究，2018，33（2）：115-139，244-245.

[111] 徐永祥. 建构式社会工作与灾后社会重建：核心理念与服务模式：基于上海社工服务团赴川援助的实践经验分析 [J]. 华东理工大学学报（社会科学版），2009，24（1）：1-3，15.

[112] 徐永祥. 理论自觉与实践建构：社会学、社会工作的学科使命 [J]. 探索与争鸣，2018（12）：27-30.

[113] 徐永祥. 社会体制改革与和谐社会建构 [J]. 学习与探索，2005（6）：20-24.

[114] 徐媛，李林，魏仁敏. 健康中国背景下健康城市建设的发展实践与启示

[J]. 卫生软科学，2019，33（4）：39-42.

[115] 徐正铨. 自由：在权利和能力之间 [J]. 安徽大学学报（哲学社会科学版），2018，42（6）：31-38.

[116] 严骏夫，徐选国. 从社会正义迈向生态正义：社会工作的理论拓展与范式转移 [J]. 学海，2019（3）：87-93.

[117] 杨超，何雪松. 社会工作的关系视角 [J]. 学海，2017（4）：134-140.

[118] 杨发祥，李安琪. 社会工作介入突发性公共卫生事件研究：基于情感劳动的视角 [J]. 学海，2021（3）：86-92.

[119] 杨洸，巢乃鹏. 健康不平等的代际差异：新冠疫情风险信息接触和个人心理认知的影响 [J]. 现代传播（中国传媒大学学报），2021，43（7）：95-102，149.

[120] 杨宏山. 整合治理：中国地方治理的一种理论模型 [J]. 新视野，2015（3）：28-35.

[121] 杨峥威. 后疫情时期社会工作机构在社区的重新定位 [J]. 社会与公益，2020（7）：96-97.

[122] 杨峥威，孙莹. 社会工作服务机构参与基层社区疫情防控探讨 [J]. 学术交流，2020（12）：146-154.

[123] 姚煜霞，李川. 欢迎加入同伴群：为了您和家人更好的健康 [EB/OL].（2022-02-23）[2022-08-11]. https://mp. weixin. qq. com/s/OMB4MWtD_3YA9-rnNVpKXA.

[124] 郁建兴. 把制度优势转化为治理效能 [J]. 半月谈，2019（20）：2.

[125] 曾群. 人情、信任与工作关系：灾后社区社会工作实务的伦理反思 [J]. 社会，2009，29（3）：176-182.

[126] 张滨熠. 突发事件心理危机干预的进展与思考：以我国新冠肺炎疫情应对为例 [J]. 中国应急管理科学，2022（1）：36-43.

[127] 张樊，王欣佳. 新冠肺炎疫情后社会工作介入居民心理干预策略：以武汉市单洞社区为例 [J]. 湖北文理学院学报，2021，42（7）：35-38.

[128] 张粉霞. 灾害社会工作本土经验反思与实务模型建构：基于灾害复原力理论视角 [J]. 云南师范大学学报（哲学社会科学版），2016，48（5）：83-91.

[129] 张和清. 中国社区社会工作的核心议题与实务模式探索：社区为本的整合社会工作实践 [J]. 东南学术，2016（6）：58-67.

[130] 张和清，闫红红，尚静. 社区为本的农村社会工作实务模式探索：国内外农村社会工作研究文献的综述 [J]. 学海，2019（2）：79-86.

[131] 张静，宋彦，庄跃娟，等. 聚焦 | 全国各地社工抗疫显身手. [EB/OL].（2022-03-22）[2022-08-15]. https：//mp. weixin. qq. com/s/

8oGqd8Pv4aZ3g83PXgvd4g.

[132] 张起帆. 西方公共卫生社会工作发展及启示 [J]. 中国卫生事业管理,
2021, 38 (8): 636-640.

[133] 张时飞. 组员参与、社会支持和社会学习的增权效果: 以上海癌症自助
组织为例 [J]. 中国社会工作研究, 2005 (3): 1-28.

[134] 张天尧, 谢婷. 公共卫生视角下健康社区治理模式探析: 以新冠肺炎社
区防疫为例 [J]. 现代城市研究, 2020 (10): 38-45.

[135] 张增琳, 齐婧琳, 秦毓梅. 整体性治理理论视角下突发卫生公共事件的
社会工作介入研究 [J]. 开放学习研究, 2020, 25 (4): 27-33, 42.

[136] 赵川芳. 社会工作与灾害救助研究: 现状、问题与建议 [J]. 社会工作
与管理, 2017, 17 (5): 30-35.

[137] 赵敏, 李先辽. 后疫情时代社会工作助力社区疫情防控常态化的路径研
究: 以成都市 J 社区为例 [C] //四川劳动保障杂志出版有限公司. 劳动
保障研究会议论文集 (九). 2021: 55-57, 54.

[138] 赵万林, 张洪英. 互联网＋社会工作服务项目: 实践与伦理议题 [J].
社会工作与管理, 2017, 17 (2): 26-31.

[139] 赵雅萍. 实务分享｜疫情下的"云陪伴" [EB/OL]. (2020-06-11)
[2020-11-13]. https://mp. weixin. qq. com/s/hnqrQXNpRDpK2Zi3
u_qJTg.

[140] 郑广怀. 联结"社会工作教育与实践"专题讨论 [J]. 社会工作, 2020
(3): 61-62.

[141] 郑广怀, 孟祥哲, 刘杰. 回归社会性: 社会工作参与新冠肺炎疫情应对
的关键议题 [J]. 社会工作与管理, 2021, 21 (2): 5-14.

[142] 钟宇灵. 社会工作介入突发公共卫生事件的实践: 以深圳社工参与新冠
肺炎疫情防控服务为例 [J]. 中国社会工作, 2020 (12): 34-35.

[143] 周海明. 社工机构介入突发公共卫生事件的运作机制探索: 以广州社工
机构参与社区疫情防控的实战经验为例 [J]. 中国社会工作, 2022
(9): 17-21.

[144] 周强, 蒋光明. 经济危机与周期性政治重组 [J]. 世界经济与政治,
2021 (9): 59-83, 15.

[145] 朱安东, 孙洁民. 新冠病毒、新自由主义与资本主义的未来 [J]. 马克
思主义与现实, 2020 (4): 155-164.

[146] 朱健刚, 赖伟军. "不完全合作": NGO 联合行动策略 以"5·12"汶
川地震 NGO 联合救灾为例 [J]. 社会, 2014, 34 (4): 187-209.

[147] 朱健刚. 疫情催生韧性的社会治理共同体 [J]. 探索与争鸣, 2020 (4):
216-291.

[148] 21ST CENTURY SOCIAL WORK REVIEW GROUP. Changing lives: report of the 21st century social work review [R]. Edinburgh: Scottish Executive, 2006.

[149] ALDRICH D P, MEYER M A. Social capital and community resilience [J]. American Behavioral Scientist, 2015, 59 (2): 254 - 269.

[150] ASHCROFT R. An evaluation of the public health paradigm: a view of social work [J]. Social Work in Public Health, 2014, 29 (6): 606 - 615.

[151] BAMBRA C, RIORDAN R, FOED J, et al. The COVID - 19 pandemic and health inequalities [J]. Epidemiology Community Health, 2020, 74 (11): 964 - 968.

[152] BARRY M, SIDWAY R. Empowering through partnership: the relevance of theories of participation to social work practice [M] //SHERA W, WELLS M. Empowerment practice in social work: developing richer conceptual foundations. Toronto: Canadian Scholars' Press. 1999.

[153] BAY-CHENG L Y, LEWIS A E, STEWART A J, et al. Disciplining "girl talk": the paradox of empowerment in a feminist mentorship program [J]. Journal of Human Behavior in the Social Environment, 2006, 13 (2): 73 - 92.

[154] BERGER P L, NEUHAUS R J. To empower people: the role of mediating structures in public policy [M]. Washington D. C.: American Enterprise Institute for Public Policy Research, 1977.

[155] BERG M, COMAN E, SCHENSUL J J. Youth action research for prevention: a multi-level intervention designed to increase efficacy and empowerment among urban youth [J]. American Journal of Community Psychology, 2009, 43 (3 - 4): 345 - 359.

[156] BETTY J, RUTH B J, MARSHALL J W. A history of social work in public health [J]. American Journal of Public Health. 2017 (S3): 236 - 242.

[157] BOEHM A, BOEHM E. Community theatre as a means of empowerment in social work: a case study of women's community theatre [J]. Journal of Social Work, 2003, 3 (3): 283 - 300.

[158] BORRELL J, LANE S, FRASER S. Integrating environmental issues into social work practice: lessons learnt from domestic energy auditing [J]. Australia Social Work, 2010, 63 (3): 315 - 328.

[159] BOURDIEU P. The forms of social capital [M] //RICHARDSON J G. Handbook of theory and research for the sociology of education. Westport

CT: Greenwood Press, 1986.

[160] CEDERBAUM J A, Ross A M, Ruth B J, et al. Public health social work as a unifying framework for social work's grand challenges [J]. Social Work, 2019, 64 (1): 9 - 18.

[161] CONWAY M. Rise gonna rise [M]. New York: Anchor Books, 1979.

[162] CORNISH F. Empowerment to participate: a case study of participation by Indian sex workers in HIV prevention [J]. Journal of Community and Applied Social. Psychology, 2006, 16 (4): 301 - 315.

[163] COSIMATO S, PAOLA N D, VONA R. Digital social innovat-ion: how healthcare ecosystems face COVID - 19 challenges [J]. Technology Analysis & Strategic Management, 2022: 1 - 16.

[164] CROTTY M. The foundations of social research: meaning and perspective in the research process [M]. London and Thousand Oaks: Sage Publications, 1998.

[165] DAI D J. Black residential segregation, disparities in spatial access to health care facilities, and late-stage breast cancer diagnosis in metropolitan detroit [J]. Health & Place, 2010, 16 (5): 1038 - 1052.

[166] DELVECCHIO G M - J. Risk, culture, and health inequality: shifting perceptions of danger and blame [J]. Contemporary Sociology, 2004, 33 (6): 728 - 729.

[167] DOEL M. Social work the Basics [M]. London: Routledge, 2012.

[168] DOMINELLI L. Green social work and environmental justice in an environmentally degraded, unjust world [M]. Durham: Durham University Press, 2012.

[169] DUAN W J, KONG Y S, BU H, et al. The online strength-informed acceptance and commitment therapy among COVID - 19 - affected adolescents [J]. Research on Social Work Practice, 2022, 32 (4): 465 - 474.

[170] DUNN H, MOORE T. You can't be forcing food down "em": nursing home carers' perceptions of residents' dining needs [J]. Joural of Health Psychology, 2016, 21 (5): 619 - 627.

[171] EISENHARDT K M. Building theories from case study research [J]. Academy of Management review, 1989, 14 (04): 532 - 550.

[172] ENTRESS R M, TYLER J, ABDIQ A A. Managing mass fatalities during COVID - 19: lessons for promoting community resilience during global pandemics [J]. Administration Review, 2020, 80 (5): 856 - 861.

[173] FISHER M, BAUM F E, MACDOUGALL C, et al. To what extent do australian health policy docume-nts address Social Determinants of Health and Health Equity? [J]. Journal of So-cial Policy, 2016, 45 (3): 545 - 564.

[174] FOUCAULT M. Power/knowledge: Selected interviews and other writings 1971 - 1977 [M]. New York: Harvester Wheat-sheaf, 1980.

[175] FOX M, MCILVEEN J, MAROHY E. Death, dying and bereavement a care during COVID - 19: Creativity in hospital social work practice [J]. Qualitative Social Work, 2021, 20 (1 - 2): 131 - 137.

[176] FREIDSON E. Professionalism reborn: Theory, prophecy and polity [M]. Cambridge, UK: Polity Press, 1994.

[177] GAVENTA J. The powerful, the powerless, and the experts: knowledge struggles in an information age [M] //PARK P, BRYDON - MILLER M, HALL B, et al. Voices of change: participatory research in the United States and Canada, Westport CT: Bergen and Garvey, 1993.

[178] GEBBIE K M. Review by: Kristine M. Principles of public health practice [J]. Journal of Public Health Policy, 1998, 19 (2): 234 - 236.

[179] GEHLERT S, BROENE T A. 健康社会工作手册 [M]. 季庆英, 译. 北京: 北京大学医学出版社, 2012.

[180] GEHLERT S, MININGER C, SOHMER D, et al. Gently down the stream: choosing targets to ameliorate health disparities [J]. Health & Social Work, 2008, 33 (3): 163 - 167.

[181] GRAY M, COATES J. Changing gears: shifting to an environmental perspective in social work education [J]. Social Work Education, 2015, 34 (5): 502 - 512.

[182] GREENE G J, LEE M Y, HOFFPAUIR S. The languages of empowerment and strengths in clinical social work: a constructivist perspective [J]. Families in Society, 2005, 86 (2): 267 - 277.

[183] GURALNIK D B. Webster's new world dictionary: second college edition [M]. New York: Simon and Schuster, 1982.

[184] HANCOX J E, QUESTED E, NTOUMANIS N, et al. Teacher-created social environment, basic psychological needs, and dancers' affective states during class: a diary study [J]. Personality and Individual Differences, 2017, 115 (9): 137 - 143.

[185] HENLEY L J, HENLEY Z A, HAY K, et al. Social work in the time of COVID - 19: a case study from the global south [J]. The British Journal

of Social Work, 2021, 51 (5): 1605 - 1622.

[186] JONES C. The neo-liberal assault: voices from the front-line of British social work [M] //FERGUSON I, LAVALETTE M, WHITMORE E. Globalisation, global justice and social work, London: Routledge, 2004.

[187] KAM P K. From disempowering to empowering: changing the practice of social service professionals with older people [J]. Hallym International Journal of Aging, 2002, 4 (2), 161 - 183.

[188] KATSIKOPOULOS P V. Individual and community resilience in natural disaster risks and pandemics (covid - 19): risk and crisis communication [J]. Mind & Society, 2021, 20: 113 - 118.

[189] KIEFFER C H. The emergence of empowerment: The development of participatory competence among individuals in citizen organizations, Unpublished doctoral dissertation, University of Michigan, 1981.

[190] KIEFFER C H. Citizen empowerment: a developmental perspective [J]. Prevention in human services, 1984, 3 (2 - 3): 9 - 36.

[191] KROEKER C J. The cooperative movement in Nicaragua: empowerment and accompaniment of severely disadvantaged peasants [J]. Journal of Social Issues, 2010, 52 (1): 123 - 138.

[192] KUNITZ S J. The health of populations: general theories and particular realities [M]. New York: Oxford University Press, 2007.

[193] LAM C M., KWONG W M. The "paradox of empowerment" in parent education: a reflexive examination of parents' pedagogical expectations [J]. Family Relations, 2012, 61 (1): 65 - 74.

[194] LAM C M, KWONG W M. Powerful parent educators and powerless parents: the 'empowerment paradox' in parent education [J]. Journal of Social Work, 2014, 14 (2): 183 - 195.

[195] LIGHT D W, BERGER P L, LUCKMANN T. The social construction of reality: a treatise in the sociology of knowledge [J]. Sociological Analysis, 1967, 28 (1): 55 - 56.

[196] LIN N. Building a network theory of social capital [M] //DUBOS R. Social capital: theory and research. 1st ed. New York: Routledge, 2017.

[197] LORRAINE T, QUIGLEY R. Health impact assessment: a review of reviews [M]. London: Health Development Agency, 2002.

[198] LUPTON D. Medicine as culture [J]. Medical Anthropology Quarterly, 2012, 46 (2): 257 - 259.

[199] LYNCH J, KAPLAN G. Socioeconomic position [M] //BERKMAN L F,

KAWACHI I. Social Epidemiology. New York: Oxford University Press, 2000.

[200] MAGIS K. Community resilience: an indicator of social sustainability [J]. Society and Natural Resources, 2010, 23 (5): 401 – 416.

[201] MALTERUD K, HOLLNAGEL H. Encouraging the strengths of women patients: a case study from general practice on empowering dialogues [J]. Scandinavian Journal of Public Health, 1999, 27 (4): 254 – 259.

[202] MARTIN J A, HAMILTON B E, SUTTON P D, et al. Births: final data for 2006, national vital statistics reports: from the centers for disease control and prevention, national center for health statistics [R]. National Vital Statistics System, 2008, 56 (6): 1 – 103.

[203] MARTÍNEZ-GONZÁLEZ N, ATIENZA F L, TOMÁS I, et al. Perceived coach-created motivational climates as predictors of athletes' goal reengagement: The mediational role of goal motives [J]. Frontiers in Psychology, 2021 (12): 1 – 12.

[204] MATHEW T J, MACDORMAN M F. Infant mortality statistics from the 2006 period linked birth/infant death data set [J]. National Vital Statistics Reports, 2010, 58 (17): 1 – 31.

[205] MCGINNIS J M, WILLIAMS-RUSSO P, KNICKMAN. J R. The case for more active policy attention to health promotion [J]. Health Affairs, 2002, 21 (2): 78 – 93.

[206] MINOW M. Learning to live with the dilemma of difference: bilingual and special education [J]. Law and Contemporary Problems, 1985, 48 (2): 157 – 211.

[207] MOHAJER N, EARNEST J. Youth empowerment for the most vulnerable: a model based on the pedagogy of Freire and experiences in the field [J]. Health Education, 2009, 109 (5): 424 – 438.

[208] MO P K H, COULSON N S. Are online support groups always beneficial? a qualitative exploration of the empowering and disempowering processes of participation within HIV/AIDS-related online support groups [J]. International Journal of Nursing Studies, 2014, 51 (7): 983 – 993.

[209] MUNN-GIDDINGS C, BORKMAN T. Self-help/mutual aid as a psychosocial phenomenon [M] //RAMON S, WILLIAMS J E. Mental Health at the Crossroads. Aldershot: Ashgate Publishing, 2005.

[210] MUSAVENGANE R, KLOPPERS R. Social capital: an investment towards community resilience in the collaborative natural resources

management of community-based tourism schemes [J]. Tourism Management Perspectives, 2020, 34: 1 - 15.

[211] NELSON G, OCHOCKA J, GRIFFIN K, et al. Nothing about me, without me: participatory action research with self-help/mutual aid organizations for psychiatric consumer/survivors [J]. American Journal of Community Psychology, 1998, 26 (6): 881 - 912.

[212] NGAI S Y, NGAI N - P. Empowerment or disempowerment? a review of youth training schemes for non-engaged young people in Hong Kong [J]. Adolescence, 2007, 42 (165): 137 - 149.

[213] NORRIS F H, STEVEN S P, PFEFERBAUM B, et al. Community resilience as a metaphor, theory, set of capacities, and strategy for disaster readiness [J]. American Journal of Community Psychology, 2008, 41 (1 - 2): 127 - 150.

[214] NOUMAN H. Social work practice with ethnic minorities during the COVID - 19 pandemic: learning from the arab minority in israel [J]. The British Journal of Social Work, 2021, 51 (5): 1680 - 1699.

[215] OAKES J M, KAUFMAN J S. Introduction: advancing methods in social epidemiology. methods in social epidemiology [M]. San Francisco: Jossey Bass, 2006.

[216] OKPOKIRI C. Parenting in fear: child welfare micro strategies of Nigerian parents in Britain [J]. British Journal of Social Work, 2021, 51 (2): 427 - 444.

[217] PANDAY S, RUSHTON S, KARKI J, et al. The role of social capital in disaster resilience in remote communities after the 2015 Nepal earthquake [J]. International Journal of Disaster Risk Reduction, 2021, 55 (3): 1 - 11.

[218] PARSONS R J. Empowerment: purpose and practice principle in social work [J]. Social Work With Groups, 1991, 14 (2): 7 - 21.

[219] PARTON N. Social theory, social change and social work [M]. London: Routledge, 1996.

[220] PATEL S S, ROGERS M, AMLÔT R, et al. What do we mean by "community resilience"? a systematic literature review of how it is defined in the literature [J]. PLoS Currents, 2017 (9): 1 - 7.

[221] PATON D, MILLAR M, JOHNSTON D. Community resilience to volecanic hazard consequences [J]. Natural Hacards, 2001, 24 (2): 157 - 169.

[222] PECUKONIS E, KEEFE R H, COPELAND V C, et al. Educating the next generation of public health social work leaders: Findings from a summit [J]. Journal of teaching in social work, 2019, 39 (2): 132 - 147.

[223] PERCY-SMITH B. "You think you know?... You have no idea": Youth participation in health policy development [J]. Health Education Research, 2007, 22 (6): 879 - 894.

[224] PETITE-MANNS W. Black empowerment: social work in oppressed Communities [J]. Social Service Review, 1987, 52 (1): 157 - 158.

[225] PFFERBAUM R L, PFFERBAUM B, VANHORN R L, et al. The communities advancing resilience toolkit (CART): an intervention to build community resilience to disasters [J]. Journal of Public Health Management and Practice, 2013, 19 (3): 250 - 258.

[226] POLIZOTTO J, ZINN K. School social work: adapting the ways of connecting during COVID - 19 [J]. Children & Schools, 2021, 43 (3): 187 - 190.

[227] PORTES A. Social capital: its origins and applications in modern sociology [J]. Annual Review of Sociology, 1998, 24: 1 - 24.

[228] PUTNAM R D. The prosperous community: social capital and public life [J]. American Prospect, 1993, 13: 1 - 11.

[229] RAPPAPORT J. Narrative studies, personal stories, and identity transformation in the mutual help context [J]. Journal of Applied Behavioral Science, 1993, 29 (2): 239 - 256.

[230] ROBERTS E, TOWNSEND L. The contribution of the creative economy to the resilience of rural communities: exploring cultural and digital capital [J]. Sociologia Ruralis, 2015, 56 (2): 197 - 219.

[231] RUTH B J, SISCO S, WYATT J, et al. Public health and social work: training dual professionals for the contemporary workplace [J]. Public Health Reports. 2008, 123 (S2): 71 - 77.

[232] SABLE M R, SCHILD D R, AARON J H. Public health and social work [M] //GEHLERT S, BROWNE T. Handbook of health social work. 2nd ed. [M]. New Jersey: John Wiley and Sons, 2006.

[233] SADAN E. Empowerment and community planning [M]. Tel Aviv: Hakibbutz Hameuchad (In Hebrew), 1997.

[234] SAINI A. The bru redemption: group work during the covid - 19 pandemic in an internally displaced people's relief camp in Tripura, India

[J]. Social Work With Groups, 2021, 44 (4): 384 - 389.

[235] SCHNEIDER M. Introduction to public health [M]. Gaithersburg, MD: Aspen, 2000.

[236] SCHORR A. The personal social services: an outside view [M]. York: Joseph Rowntree Foundation, 1992.

[237] SEEBOHM P, CHAUDHARY S, BOYCE M, et al. The contribution of self-help/mutual aid groups to mental well-being [J]. Health & Social Care in the Community, 2013, 21 (4): 391 - 401.

[238] SEHNEIDER R, JANE M. Introduction to public health [M]. Toronto: Jones and Bartlett, 2006.

[239] SENNETR R, COBB J. The hidden injuries of class [M]. New York: Vintage Books, 1972.

[240] SEXTON K. Finding common ground for environmental decisions: public health principles as a foundation for better choices [J]. Human and Ecological Risk Assessment: An International Journal, 2006, 12 (2): 209 - 218.

[241] SIMMEL G. The metropolis and mental life [M] // WARREN R. Chicago: Rand McNally College Publishing Co: New Perspectives on the American Community 3rd ed, 1977.

[242] SOLOMON B B. Black empowerment: social work in oppressed communities [M]. New York: Columbia University Press, 1976.

[243] SOLOMON S G, MURARD L, ZYLBERMAN P. Shifting boundaries of public health: europe in the twentieth century [M]. Rochester: University of Rochester Press, 2008.

[244] SOUTH J, STANSFIELD J, AMLÔT R, et al. Sustaining and strengthening community resilience throughout the COVID - 19 pandemic and beyond [J]. Perspectives in Public Health, 2020, 140 (6): 205 - 308.

[245] SPENCER G. Young people's perspectives on health: empowerment, risks? [J]. Health Education, 2013 (2): 115 - 131.

[246] SPENCER G. Young people and health: towards a new conceptual framework for understanding empowerment [J]. Health: An Interdisciplinary Journal for the Social Study of Health, Illness and Medicine, 2014, 18 (1): 3 - 22.

[247] STENFAN P. Social capital and community disaster resilience: post-earthquake to-urism. recovery on Gili Trawangan, Indonesia [J].

Sustainability Science, 2021, 16 (1): 203 - 220.

[248] STOKOLS D. Translating social ecological theory into guidelines for community health promotion [J]. American Journal of Health Promotion, 1996, 10 (4): 282 - 298.

[249] STRINGHINI S, SABIA S, SHIPLEY M, et al. Association of socioeconomic position with health behaviors and mortality [J]. Jama, 2010, 303 (12): 1159 - 1166.

[250] TAMMAR A, ABOSULIMAN S S, RAHAMAN K R. Social capital and disaster resilience nexus: a study of flash flood recovery in Jeddah City [J]. Sustainability, 2020, 12 (11): 4668.

[251] TANHRIR M H, AKBARIALIABAD H, MARZALEH M A. Efficacy of mass quarantine as leverage of health system governance during COVID - 19 outbreak: a mini policy review [J]. Archives of Iranian Medicine, 2020, 23 (4): 265 - 267.

[252] TRAINOR J, SHEPHERD M, BOYDELL K M, et al. Beyond the service paradigm: the impact and implications of consumer/survivor initiatives [J]. Psychiatric Rehabilitation Journal, 1997, 21 (2): 132 - 140.

[253] TROTTER J, CAMPBELL C. Participation in decision making: disempowerment, disappointment and different directions [J]. Ethics and Social Welfare, 2008, 2 (3): 262 - 275.

[254] TRUELL R. News from our societies—IFSW: COVID - 19: the struggle, successand expansion of social work—reflections on the profession's global response, 5 months on [J]. International Social Work, 2020, 63 (4): 545 - 548.

[255] TUNG L T. Social work responses for vulnerable people during the COVID - 19 pandemic: the role of socio-political organisations [J]. Asia Pacific Journal of Social Work and Development, 2021, 31 (1 - 2): 5 - 12.

[256] WALKER B, HOLLING C S, CARPENTER S R, et al. Resilience, adaptability and transformability in social-ecological systems [J]. Ecology and Society, 2004, 9 (2): 5.

[257] WANG Y X, GAO Q, CHEN Z, et al. Creating solace and hope during COVID - 19: an innovative Internet-based social work intervention [J]. International Social Work, 2021, 64 (2): 251 - 254.

[258] WEECH-MALDONADO R, MORALES L S, ELLIOTT M, et al. Race/

ethnicity, language, and patients' assessments of care in medicaid managed care [J]. Health Services Research, 2003, 38 (3): 789 – 808.

[259] WILKINSON D S, ROUNDS K A, COPELAND V C. Infusing public health content into foundation and advanced social work courses [J]. Journal of Teaching in Social Work. 2002 (3 – 4): 139 – 154.

[260] WILLIAMS L, LABONTE R. Empowerment for migrant communities: paradoxes for practitioners [J]. Critical Public Health, 2007, 17 (4): 365 – 379.

[261] WOOD T E, ENGL ANDER-GOLDEN P, GOLDEN D E, et al. Improving addictions treatment outcomes by empowering self and others [J]. International Journal of Mental Health Nursing, 2010, 19 (5): 363 – 368.

[262] XU W P, XIANG L L, PROVERBS D, et al. The Influence of COVID – 19 on community disaster resilience [J]. International Journal of Environmental Research and Public Health, 2020, 18 (1): 88.

[263] YIP K S. The empowerment model: a critical reflection of empowerment in Chinese culture [J]. Social Work, 2004, 49 (3): 479 – 487.

[264] YIP W, GE L, HO A, et al. Building community resilience beyond COVID – 19: the Singapore way [J]. The Lancet Regional Health-Western Pacific, 2021, 7: 1 – 9.

[265] YUAN Y Q, HE X S, DUAN W J. A reflection on the current China social work education in the combat with COVID – 19 [J]. Social Work Education, 2020, 39 (8): 1019 – 1026.

[266] YU Z H, CHEN Q Q, ZHENG G H, et al. Social work involvement in the COVID – 19 response in China: interdisciplinary remote networking [J]. Journal of Social Work, 2020, 21 (2): 246 – 256.

后 记

　　《公共卫生社会工作：理论与实践前沿》一书是时代的产物，是在全球大流行病肆虐的背景下产生的。本书并不是严格意义上的专著，而是笔者与学界一些同仁自 2020 年以来对于公共卫生社会工作的思考所形成的论文集。本书的五章之间存在由外而内、由经验到理论、由国外视角到本土视角转变的逻辑关系：第一章主要是对国内外公共卫生社会工作发展图景的总体呈现；第二章是对公共卫生社会工作理论、实践以及本土化探索的深入讨论；第三章则进入中国语境中探讨公共卫生社会工作实践的合法性议题；第四章探讨了中国语境中公共卫生社会工作对于重新激活"社区韧性"的动力机制；第五章进入社会工作对社区健康促进的本土理论模式建构，致力于探索形成中国特色的公共卫生社会工作理论基础。

　　其中，《公共卫生社会工作的研究进展：国内外视域》从历史维度回顾了公共卫生社会工作在西方与我国不同社会背景下的发展脉络及其历史传统，而后对当前公共卫生社会工作的理论研究现状进行总结反思；在对公共卫生社会工作专业实践与功能发挥进行整合性提炼的基础上，进一步对我国公共卫生社会工作的实践困境与生成机制进行探究，并提出与之相对应的路径优化与机制创新策略。《公共卫生社会工作的理论框架、实务模式与本土取向》通过对国外公共卫生社会工作的核心议题、理论框架及其实务模式进行呈现，旨在为社会工作介入我国特大公共卫生事件提供经验参考。同时，它结合上海新途社区健康促进社多年来在社区健康促进方面的专业实践和成效，反思性地检视了国内公共卫生社会工作在实践探索、理论发展、政策建构方面存在的限度。它还结合我国实际，以"社区为本"取向初步阐释了我国公共卫生社会工作的理论含义与实务体系。《专业自觉与体系之外：社会工作介入新冠疫情初期防控的双重逻辑》指出，在突发重大公共卫生事件发生初期，除了政府有关部门、医护人员、基层社区工作者和慈善力量及时介入之外，专业社会工作也迅速参与到疫情防控行动中来，但由于缺乏有效的风险防控体制机制和应急治理体系，因而专业社会工作的行动处于"体系之外"的尴尬处境，进一步导致其难以被有效整合到疫情防控体系之中，出现了专业孤立和行动边缘化的情形。随着疫情防控工作的推进，业界应将社会工作纳入具有整合性治理取向的重大公共卫生事件防控机制和治理体系之中，以发挥专业社会工作在公共卫生领域内的时代使命与专业优势。《社会工作介入社区韧性的生产机制与韧性社区的目标构建》基于上海 10 个城市社区中社会工作参与疫情防控的多案例实践，借助社会资本理论视角，从韧性主体、韧性模式、韧性目标三个维度构建了专业社会工作激活社区韧性的实践机制及其助推韧性社区建构的多元目标。研究发现，社会工作力量参与到社区疫情防控实践之中，借助社区韧性主体的多元联动，通过扩大信任范围、促进资源整合、重构社会关系等韧性行动机制，促进了社区韧性的激活与生产；同时，社区韧性的激活提升了社区疫情防控中的心理韧性、组织韧性、文化韧性，形塑了一幅关于韧性社区的建构图景，助力社区更好地应对突发公共危机，并提升了社区治理效能。《迈向赋权由人的乳腺癌患者社区康复社会工作整合实践与本土理论建构》面对社会工作在社区健康促进领域中出现的"赋权悖论"现象，在对上海黄浦妇联推动的"蓝丝带"乳腺癌患者康复服务项目实践进行的质性研究中发现，社会工作者与医疗系统、公共卫生、心理咨询等专业力量形成了整合性服务行动网络，建构了由"多学科支持、多主体联动、多理论融合、多系统连通"所组成的社会服务行动系统，促进了乳腺癌患者主体性的生长与再生产，即乳腺癌成员作为一个独立自由的个体获得了自己的主体性权利，同时作为一个社会关系的个体又履行了自己的主体性义务，权利自觉与义务自愿成为推动服务对象自我持续性赋权的核心动力。我们将这种通过整合性行动聚焦成员主体性生长的专业实践概括为"赋权由我"的社会服务取向，超越了以往较为碎片化的赋权悖论讨论或实践研究，促进了赋权理论在本土实践中的理论创新与效能提升。

本书的出版，首先感谢中国社会工作教育协会与华东理工大学出版社合作推动的"社会工作抗疫丛书"出版之契机，尤其感谢丛书主编中国社会工作教育协会副会长兼秘书长、北京大学社会学系马凤芝教授的大力指导，以及华东理工大学出版社刘军博士的精心策划，感谢出版社秦静良老师和韩旭冬老师的辛勤编校工作。本书能够结集出版还得益于笔者论文合作者的大力支持，同时我的研究生闫辰珂同学在本书格式校阅方面做出了积极贡献，在此一并致谢。本书只是探讨中国特色公共卫生社会工作理论与实践的初步尝试，既不能发挥教材的全面性、系统性功能，也不算是逻辑自洽、自成一体的学术专著，更多的是为探索中国特色社会工作学科体系、学术体系、话语体系做出一些建设性探索。需要指出的是，书中难免存在各种各样的局限，望大家不吝赐教。

徐选国

2023 年 8 月 30 日